「人間の医学」への道

永井友二郎

人間と歴史社

「人間の医学」への道

序

太平洋戦争が終わって半世紀以上のときが過ぎた。私はこの戦争にひとりの海軍軍医として加わったが、いまかえりみて、いくたびもおそろしい修羅場を経てきたと思う。

私にとって初陣であった「ミッドウェー海戦」では、敗走する重巡「鈴谷」で全身熱傷で呻吟する兵員たちの治療に明け暮れ、何十体もの遺体をつぎつぎ水葬するという体験をした。

次いで、駆逐艦で参加したガダルカナル島の攻防戦では、制空権のないなか、一度は「峯雲」で被弾大破、「夏雲」では被弾沈没した。また、次に乗艦した「伊一七五号」潜水艦では、マキン島沖で米空母「リスカム・ベイ」を撃沈したあと、七時間にわたり激しい爆雷攻撃を受け、海底で死刑執行を待たされるにも似た怖さを体験した。さらに、トラック島大空襲の折には、潜水母艦「平安丸」で被弾、負傷、失神という「臨死体験」をした。

こうして、私は運命の神にまもられ、当然なかったはずの命を永らえて終戦を迎えた。かえりみれば、私とともに戦った多くの仲間たちが南海に眠っている。私は戦後、彼らのことを忘れられず、この太平洋戦争は自分にとって、否、人間全体にとって「いったい何だったのか」と考えつづけてきた。

今回、本書で述べる「死に際しての苦しみがない」ということがらは、この思索の果て、太平洋戦争がわれわれ人間に贈ってくれた貴重な教えだ——と考えている。古今、多くのひとが死をおそれ、死ぬときは苦しいものだと思ってきたが、私はトラック島での負傷、喪神体験から、「死ぬそのときは苦しくないに違いない」と確信するに至った。

私のこの話を聞いた朝日新聞の元編集委員・藤田真一氏は、「永井先生の、人間がいよいよ死ぬときは、痛くも苦しくもないものだという発見——これはぜひ一冊の本に書いていただきたい」と言ってくれた。私が乞われてたびたび行なった医大生への講義、あるいは一般の方がたへの講演においても、戦争のどんなほかの話よりも、この「死ぬときは苦しくない」という結論がいつも最大の関心事であった。

そして、「先生のこのお話で、私の大きな心配がひとつなくなりました」「いつも大きな安心をいだいています」という感想を多く寄せられた。

そこで私は、このたびの悲惨な戦争から得られた、唯一最大の恩恵——すなわち「死に際して苦しみがない」という私の確信を、ひろくこの国のすべての方がたに伝達されることを願って、戦争のなかで一貫して死と向きあってきた足どりを詳しく記してみようと思う。

次いで私は本書の第二部、三部、四部で「人間の医学」への道、「死をみとる医療」への開眼、そして「私の死生観——死ぬときは苦しくない」を述べる。

私はこの太平洋戦争敗戦から立ち上がり、ともにたたかって戦死した多くの仲間たちに、何とか顔向けできる生き方をしなければならないと、今日まで歩んできた。

そこで私はよき師、優れた同僚のなか、先端医学を追う道ではなく、病人のための「人間の医学」への道を見いだした。この道は、大学や学会が関心を向ける領域ではない。

本書でその足どり、内容を示すように、地味であり、未開拓である。しかし、医学はもともと、はじめに病人があって、病人のためにできたものである。

私はこの医療の原点に立ち、これまで医学界が積極的関心を向けていない「人間の医学」こそ、医学の本道と考え、「実地医家のための会」という研究会を発足させ、後年、「プライマリ・ケア学会」をつくり、今日に至った。

この道を四十年、まだ緒についたばかりであり、医学界の体勢はなお先端医学の進歩追求にあるが、私は五〇年、一〇〇年先、この「人間の医学」が医学の本道、根幹になる必然性があると考えている。私たちはいま、医学、医療の大切な若芽を育てていかなければならない。

二〇〇四年三月

著　者

「人間の医学」への道　目次

第二部　「人間の医学」への道

第三部　「死をみとる医療」

第一部

戦争の遺したもの

戦火拡大のなかで

私は男ばかり四人兄弟の次男に生まれた。父は実業界のサラリーマン。親戚縁者に医者はいない。小学校はいまの学芸大学附属竹早小学校。私はこの小学校を昭和六年に卒業した。私が小学校を卒業したこの年から、昭和十六年、太平洋戦争開戦の年までの時代背景、国際情勢、そしてそのなかでの私の生い立ちを記してみる。

◇昭和六年

九月十八日午後十時二十分頃、満州の柳条湖で満鉄の鉄路が爆破され、これをきっかけに「満州事変」※がおこる。これが第二次世界大戦の一部、「日中戦争」※の発端である。十月十七日には橋本欣五郎中佐らが満州事変に呼応して軍部内閣樹立を計画するも未遂に終わる。しかし、このクーデター計画は政府に対する恫喝として作用し、満州事変不拡大の方針は大きく崩れていく。この年の六月、細菌学者である北里柴三郎が就寝中、脳卒中のため急死。十月には発明王トマス・エジソンが八十四歳で死去した。

◇昭和七年

一月七日、米国務長官スティムソンが「満州侵略は認めない」と日本に通告。同二十八日、ついに上海で租界外に出動した日本海軍陸戦隊と中国第十九路軍が衝突、激しい市街戦を展開。同三月、満州経営の中心部隊であった関東軍は清朝最後の皇帝、宣統帝（溥儀）を連れ出し、満州国執政の座にすえ、「満州国」※の建国を宣言する。当時の世界の世論——すなわち国際連盟はこれを日本の中国侵略とみなした。五月十五日午後五時三十分、海軍青年将校を中心としたいわゆる「五・一五事件」が起こり、犬養首相が射殺される。この年の七月、ロサンゼルスで第十回オリンピックが開かれ、水泳で五つの金メダル、三段跳びでは一、三位を占め、西中尉が馬術・大障害飛越で優勝した。

◇昭和八年

ここにおいて日本は国際連盟を脱退（二月）、孤立する。ドイツに強力な国家主義

――ナチスの政権が生まれ、ヒトラーが首相になる（一月）。十月ヒトラーは公然と再軍備を主張して国際連盟脱退を声明。この年ルーズベルトが第三十二代アメリカ合衆国大統領に就任（三月）。

このように、国際情勢は次第に緊迫化して行くが、国内はまだまだ平穏で、私は中学時代の学業に、水泳（水泳部の選手で自由型を泳いだ）に、武蔵高校の学園生活を楽しんでいた。浅草では古川緑波が「笑いの王国」を旗揚げし、初日から大入り満員の盛況だった。この年、詩人で童話作家の宮沢賢治が三十七歳の若さで病死（九月）し、『武士道』を著した新渡戸稲造が死去（十月）した。十二月二十三日、現天皇・継宮明仁親王が誕生、この慶報はラジオで伝えられ、各戸には日の丸が掲げられ、皇居二重橋前広場は歓呼の群衆で埋まった。

◇昭和九年

溥儀を正式に満州国皇帝に就任させ、帝政を開始。一方で、満州国内で抗日活動も活

※満州事変――日本が中国東北・内蒙古へ行った武力侵略戦争（いわゆる十五年戦争）の第一段階で、昭和六年九月十八日の柳条湖事件を発端とし、十二年七月七日盧溝橋事件による日中戦争全面化までの期間を指す。

※日中戦争――昭和十二年の盧溝橋事件ではじまり二十年のポツダム宣言受諾まで、おもに中国大陸で戦われた日本と中国との全面戦争。

※満州国――満州事変によって日本軍が占領した満州（中国東北部）と内蒙古・熱河省に建てた日本の傀儡（かいらい）国家。

発化する。この年の八月、ヒトラーはついに全権を掌握。独裁体制が確立。この年、日露戦争でバルチック艦隊を撃破した元・連合艦隊司令長官東郷平八郎元帥が、八十六歳（五月）で死去した。また、ノーベル賞受賞のキュリー夫人が放射線障害による再生不良性貧血で死去、六十六歳（七月）。十二月末「大日本職業野球人倶楽部」が誕生した。

◇昭和十年

満州事変開始前後から、対米英協調の現状維持派と、国家の改造、革新を図るいわゆる皇道派との対立が次第にあらわれてきたが、永田鉄山陸軍省軍務局長が、皇道派の相沢三郎陸軍中佐に陸軍省内で斬殺される事件（八月十二日）もそのあらわれの一つであった。この年、満州国皇帝溥儀が日本を公式訪問（四月）。十二月、物理学者・寺田寅彦が本郷の自宅で死去、五十七歳。

◇昭和十一年

二月二十六日（二・二六事件）、ついに陸軍省内部の皇道派青年将校は歩兵第一連隊、第三連隊、近衛歩兵第三連隊など、一、四七三名の兵力を率いて首相官邸に岡田首相（首相は海軍大将だった。この日秘書官が身替りとなり助かる）、自邸に内大臣斎藤実、陸軍教育総監渡辺錠太郎、大蔵大臣高橋是清を襲い、それぞれを殺害した。翌二月二十七日、東京市域に戒厳令が布かれ、クーデターは一時優勢かに見えたが、昭和天皇は重臣殺傷に激怒され、占拠部隊撤収の奉勅命令が出された。「兵に告ぐ」「今からでもおそくない」――の劇的な呼びかけの下、反乱は二十九日急速に収まった。しかしこれ以後、陸軍部内の威圧的な力が内閣の政策実施に影をおとすこととなった。

当時、私は高校一年、寮生活をしていた雪の朝、この事件が起こった。陸軍皇道派の動きなど知らず、大きな事件で期末試験がなくなればいいなどと、幼稚なことを言っていた。しかし、二級下の渡辺誠一君の父、渡辺錠太郎陸軍教育総監が殺されたことで、事件の身近さを知り、驚いた。

世間では阿部定事件（五月）が騒ぎとなった。八月には、第十一回ベルリンオリンピックが開かれ、前畑秀子らの活躍もあって六つの金メダルを獲得した。中国の文学者・思想家の魯迅死去（十月）。十二月、ベルリンで「日独防共協定」が調印。同十二月十二日、「西安事件」発生、張学良が蒋介石を監禁。二十五日に釈放されるが、この事件をきっかけに抗日戦線が統一される。

◇昭和十二年

七月に「盧溝橋事件」※がおこり、戦線は満州から華北、華中へと拡大する。やがて首

※**盧溝橋事件**――北京西南部の盧溝橋付近で夜間演習中の日本軍が、射撃音数発と兵士一名が一時行方不明となったことを理由に中国軍を攻撃した。これが日中戦争の発端となり、その後全面戦争に突入した。

都「南京」も陥落し、日中戦争はいよいよ本格化する。中国政府は首都を「重慶」に移し、徹底抗戦をかまえた。八月には第二次「上海事変」が勃発。日本海軍航空隊の九六式陸攻が東シナ海を越え南昌、南京を空爆。十二月には中支那方面軍が南京を占領。この年の五月、フランクフルトを飛び立ったナチス・ドイツの飛行船「ヒンデンブルグ号」がニューヨーク近郊の飛行場で爆発炎上。詩人・中原中也が入院先の鎌倉養生院で結核性脳膜炎のため三十歳の若さで死去（十月二十二日）。臨終には、小林秀雄、河上徹太郎らが立ち会った。石油王・ロックフェラー死去（六月）。オリンピックの父・クーベルタンが脳溢血のため死去（九月）。

千葉医科大学入学

◇昭和十三年

第一次近衛内閣は「国民政府を相手にせず」として、対中国和平交渉の打ち切りを通告、全面戦争に突入。陸軍は武漢三鎮（漢口、武昌、漢陽）を占領する。

私はこの年の四月、千葉医科大学に入学した。この医学部への進路決定の主な理由は、当時、徴兵制度のもと、病人でない限り兵役で陸軍にとられ、歩兵として第一線で敵兵と殺し合いをしなければならない公算が大きかった。私はそれが嫌で、医者になればこれを避けることができると思った。

もう一つの理由は、かねて自分は弱い人間だと考えていて、弱いくせにいじめられている友人をなんとか助けてあげたいという気持があった。それで医者は普通の人と違う、診断したり、手術したりする不思議な力をもっている。もし、自分が医者となって、その力をもつことができれば、自分は弱い人間であっても、そうした力で弱い人を助けてあげられるかも知れないと考えた。これが第二の理由であった。

この年の一月、女優・岡田嘉子が雪原の樺太で国境を越えソ連に亡命。二月、「内鮮一体」のスローガンのもと十七歳以上の朝鮮人男子を対象とする「陸軍特別志願兵令」が公布。ドイツ・ヒトラーがオーストリアを併合（三月）。九月には「ミュンヘン協定」が成立し、チェコのズデーテン地方を割譲。八月、ドイツからの使節としてヒトラー・ユーゲント（ヒトラー青年団）が来日。「国家総動員法」が公布されたのもこの年であった（四月）。

◇昭和十四年

ドイツはポーランドに進攻し、第二次世界大戦が始まった。英仏はドイツに宣戦布告する。満ソ国境で「ノモンハン事件※」が発生、日ソが衝突し、日本は大敗する。

当時、私は千葉で下宿生活、大学で勉学するほか、テニス、旅行などをしていた。小学校同級の友人、乙骨菊枝と文通を始めたのはこの頃である。米が配給制となった。無敵の六九連勝をつづけていた横綱・双葉山が、春場所四日目、安芸ノ海に敗れるという波乱が話題となった（一月十五日）。

◇昭和十五年

「日独伊三国同盟」が九月に締結された。これは、松岡外相や陸軍が海軍の慎重論を押し切って第二次近衛内閣で決定した。また、陸軍は北部仏印※へ進駐を開始、これに対しアメリカはクズ鉄などの「対日禁輸」を断行して日本を経済的、軍事的に圧迫しようと図る。

私は当時大学三年、医学部は四年で卒業だった。私はその三年のとき海軍委託学生の試験を受け、合格した。これはいずれ軍隊へ入らねばならないなか、陸軍よりも海軍の軍医になりたかった。この委託学生の試験は難しいとされていたが、この試験を受けていると、不合格だった場合でも、卒業して、短期現役として海軍軍医に合格する確率が高いと聞いたからであった。

この委託学生から進む軍医は、生涯、海軍軍医を務める道で、「永久服役」または「本ちゃん」と呼び、短期現役の軍医を「短現」と呼んだ。私たち昭和十七年一月任官したクラスは、「本ちゃん」が二五名、「短現」が四四九名であった。これが全国の医科大学、医学専門学校から選ばれて「俺、貴様」と呼び合う同期の軍医仲間であった。

この年の一月、「日米通商航海条約」が失効し、アメリカの対日禁輸、輸出制限はいつでも可能となった。三月、汪兆銘を首班とする「中華民国国民政府」(いわゆる「南京政府」)が成立。ドイツ軍、西部戦線で大攻勢を開始、フランスに進攻、ついにパリが陥落した(六月十四日)。

◇昭和十六年

「日ソ中立条約調印」——これはソ連にとっては対独戦準備のため、日本は南進政策推進のための、双方にとって重みのない便宜的なものであった。

この年、五月頃から野村吉三郎駐米大使とハル国務長官の間の日米外交交渉が難行していたが、七月には南部仏印への進駐が開始され、アメリカは対日石油輸出を全面的に禁止した。

※**ノモンハン事件**——満州国とモンゴル人民共和国の国境ノモンハン付近で起こった日ソ両軍の大規模な武力衝突事件。日本軍はソ連の機械化部隊により壊滅的な打撃を受けた。これにより対ソ開戦論は後退した。

※**仏印**——フランス領インドシナの略。日本軍は昭和十五年北部仏印に進駐、翌年南部仏印に進駐した。この結果、日米関係は最悪となった。

十月、対米協調派を切り捨てた陸軍主戦派による東条英機内閣が成立する。

十一月二十六日、ハル国務長官は日本軍の中国からの撤退を要求した。これは「ハルノート※」と呼ばれ、実質的な最後通牒であった。この当時、ワシントンの日本大使館に、野村大使のもとに、寺崎英成外交官がいたが、このことは後に述べる。

ここにおいて、十二月一日、御前会議で、全員一致で開戦を決定し、十二月八日、ついに「真珠湾攻撃」を決行し、「対米英宣戦」が布告された。

この開戦にあたり、大学は三ケ月繰上げ卒業となり、私は十二月末、千葉医科大学を卒業した。その当時、対米戦争への突入はある程度予想されていたとはいえ、国力のまったく違う米英を相手の戦争に、私はまったく予想のできない大きな不安を感じ、「来るものが来た」――と思うばかりであった。そして私は当時、海軍も知らず、戦争も知らず、ただ歴史の動きのなかに呆然としていた。

そして、期せずして私は開戦と同時に、我が人生での大きな試練となる海軍の生活に入った。

海軍軍医中尉任官

私は千葉医科大学を卒業するとすぐ、昭和十七年一月十五日、海軍軍医中尉に任官した。二十四歳のときである。昨日まで学生服を着ていた者が、いきなり海軍軍医中尉の軍服を着た。これを一人前の海軍士官にするため、私たちは横須賀海軍砲術学校でひと月半、基本的なしつけ教育を受けた。ここには軍医だけでなく、大学の工学部を出て、技術中尉に任官したばかりのものもいて、敬礼の仕方、釣床※の吊りかた、海軍体操、手旗信号、陸戦訓練、拳銃の取扱い、海軍部内の諸規則などの教育を受けた。

横須賀の一月は寒い。海からの寒風が吹きすさぶなか、生まれてはじめての分刻みの日課訓練、ハンモックでの就寝で、我々は少しずつ「しゃばっ気」がとれ、海軍軍人らしくなっていった。

集合はつねに「五分前」、五分前にくればいいのではない。この「五分前」とは「五分前にすべてがすぐ取りかかれる状態にしていなければならない」の意味である。のろのろ歩いてはいけない。腕組みをすること、ものに寄りかかることは厳禁。雨でも傘を

※ハルノート（Hull Note）——日本軍の中国および仏印からの撤退、諸外国との不可侵条約締結などをふくみ、これによって東条内閣は対米開戦を決意した。

※釣床——別名ハンモック、幅九〇センチ、長さ一・五メートルくらいの分厚い麻布の両端に多くの孔をあけ、この孔に細いロープを通して麻布と結び、このロープを集めて四〇センチほどの長さの尖端に直径一〇センチ大の鉄輪をつける。この鉄輪を建物や軍艦のフック（鉤）にかけて宙吊りにする。なかにはワラ布団一枚、毛布三枚が入っている寝床である。

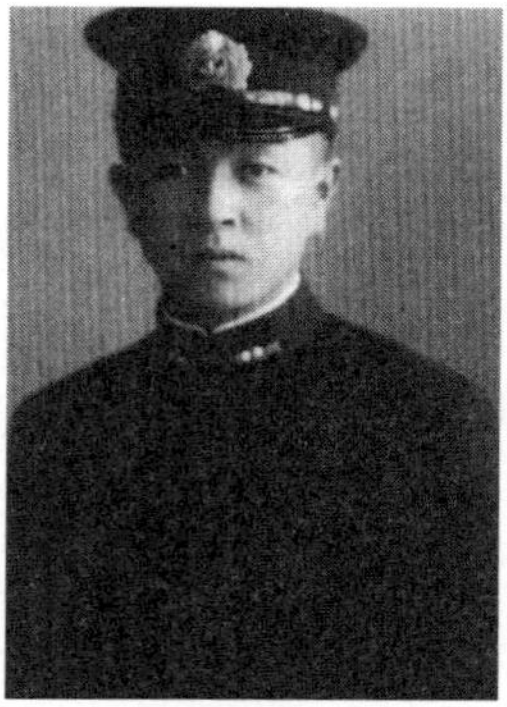
任官の頃の著者

さすことは許されず、悠々と雨に濡れた。国鉄は二等車、いまでいうグリーン車に乗ることとされ、学生あがりの我々にはすべて目あたらしい品格教育であった。

指導教官は寺崎平軍医大尉、我々より三期上のクラスであった。彼は日米開戦の直前、野村吉三郎駐米大使のもと、ワシントンの日本大使館で対米交渉に当たっていた寺崎英成外交官の弟であった。

寺崎英成外交官の妻はアメリカ人、「グエン・寺崎」といい、一人娘は「マリコ」といった。

昭和十六年秋、日米外交交渉が難行し、東京の外務省とワシントンの日本大使館のあいだで頻繁に電報が往復した。国の運命をきめる外交交渉だから、交信はすべて暗号で行なわれた。

その暗号文のなかに「マリコ」というキーワードがあった。「マリコが病気だ」と伝えれば、それは「米側の態度は悪化している」という意味だったという。「マリコ」——寺崎軍医大尉の姪の「マリコ」は、当時九歳の少女だった。

戦後、グエン・寺崎はこのときの回想記を出版したが、それは『太陽にかける橋』と

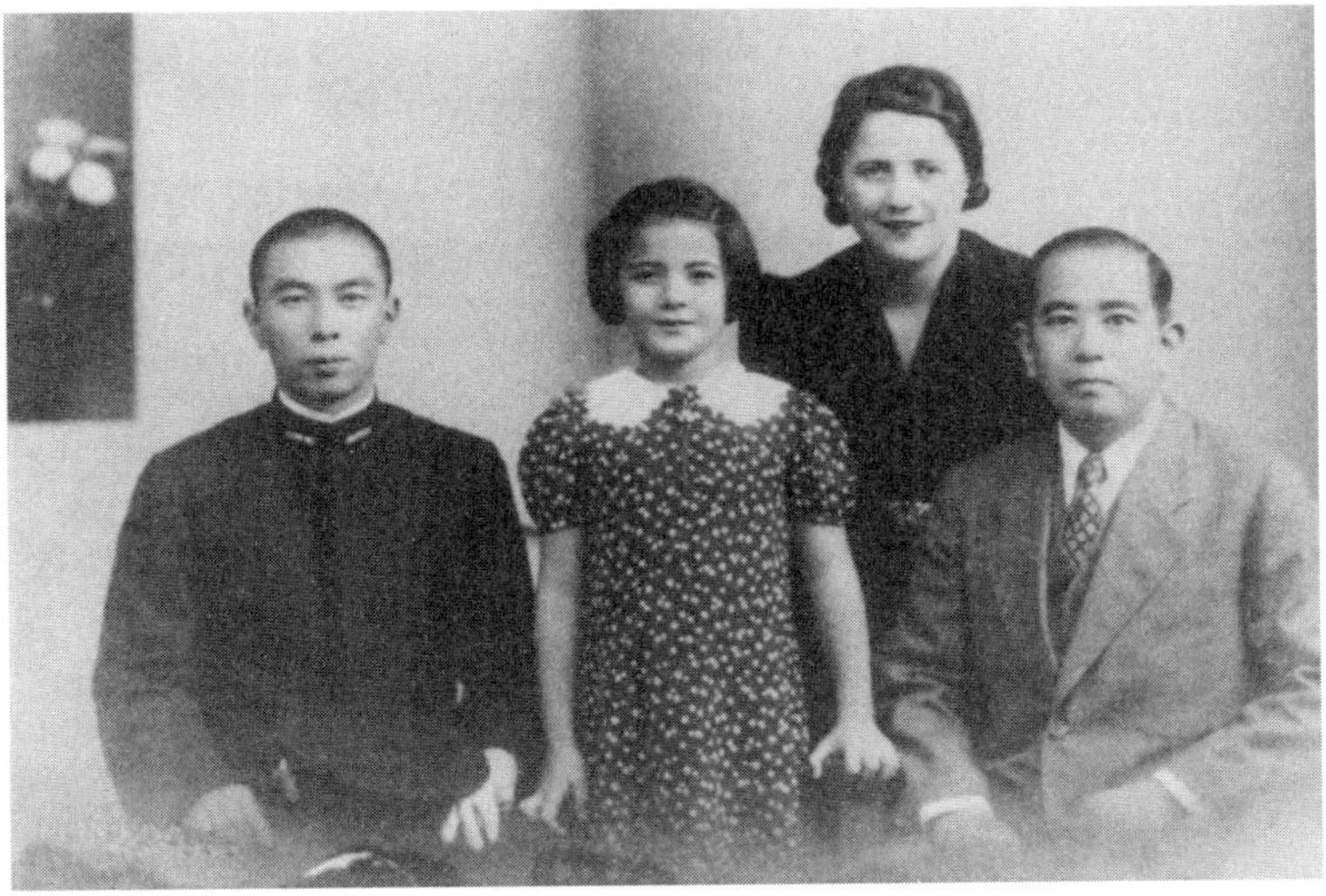
左から寺崎平大尉、マリコ、グエン、英成の各氏（1939年）

して有名になった。柳田邦男氏が『マリコ』の題で新潮文庫で詳しく述べている。
私たち横須賀砲術学校の新任軍医中尉二五名は、マリコの叔父、寺崎平軍医大尉の指導、教育を受け、海軍軍人となった。寺崎教官は教養ある品格の紳士で、我々同期生の強い信望を集めた。
我々はこの寺崎教官から、「海軍士官はスマートであれ」と教えられた。そして、海軍でいうスマートとは、「気が利いてユーモアがある賢明さ」「キチンとしていて粋（いき）であること」「動作が早くてきびしいこと」の意味だと教えられた。
我々は一ケ月半の横須賀海軍砲術学校の教程を終え、三月一日、築地の海軍軍医学校に移った。

我々「永久服役」の二五名はここで、館山砲術学校で同様な訓練を受けてきた短期現役組四四九名と合同、向こう三ケ月、戦傷学、熱帯病学、海軍衛生学などの教育を受けた。

この軍医学校での指導教官は、平野謙次郎軍医少佐、海輪博太郎軍医大尉、猪初男軍医大尉、山崎武夫軍医大尉、高宮篤軍医大尉であった。

海軍軍医学校は現在の築地の朝日新聞本社のとなり、国立がんセンターの場所、銀座からほど近いところにあり、私たちは校内の宿舎に起居、土曜の午後から外出、外泊が許可された。


四月十八日、米空母「ホーネット」から発進した爆撃機により、東京が初空襲を受けたが、私はこの日、軍医学校上空を這うように飛び去った機影を見、戦争が急に身近かに迫ってきた思いがした。

当時はまだ日米開戦から三ケ月後、ハワイの奇襲成功、マレー沖海戦※での英艦「プリンスオブウェールス」「レパルス」の撃沈、シンガポールの英軍降伏などで、国全体が戦勝気分のなかにあった。私たち新任の軍医中尉たちも、早く前線に出て戦果をあげたいといった気分をもっていた。

五月に入り、軍医学校教程の終りが近づいたある日、我々は指導教官から任地に対する希望を書くよう紙を渡された。多くのものが「第一線海上部隊」あるいは「第一線航空部隊」と前線勤務を希望した。

私は「第一線海上部隊」と書いたが、私が受けた辞令は希望どおり、「第二艦隊司令部附」すなわち、重巡と駆逐艦を主体とする第一線の艦隊勤務と決まった。

昭和十七年五月二十日、私たちは短期現役組より一足さきに軍医学校を卒業し、午後、同期の猪狩常彦（東京大学医学部卒）、秋山清（東京大学薬学部卒）、渡辺四良（北海道大学医学部卒）の三中尉と東京駅を発ち、広島県の呉へと向かった。東海道線二等寝台車の前、ホームにはそれぞれの家族が見送りにきており、私の父母もいた。これからどんなことが起こるか、誰にもわからなかったが、緒戦の勝ちいくさのあと、誰もが明るい気持で談笑を交わしていた。

※**マレー沖海戦**——昭和十六年太平洋戦争開戦直後にマレー半島沖で日本海軍航空部隊と英国東洋艦隊が交戦、日本軍は英国戦艦を撃沈し、インド洋・西南太平洋の制海権を確保した。

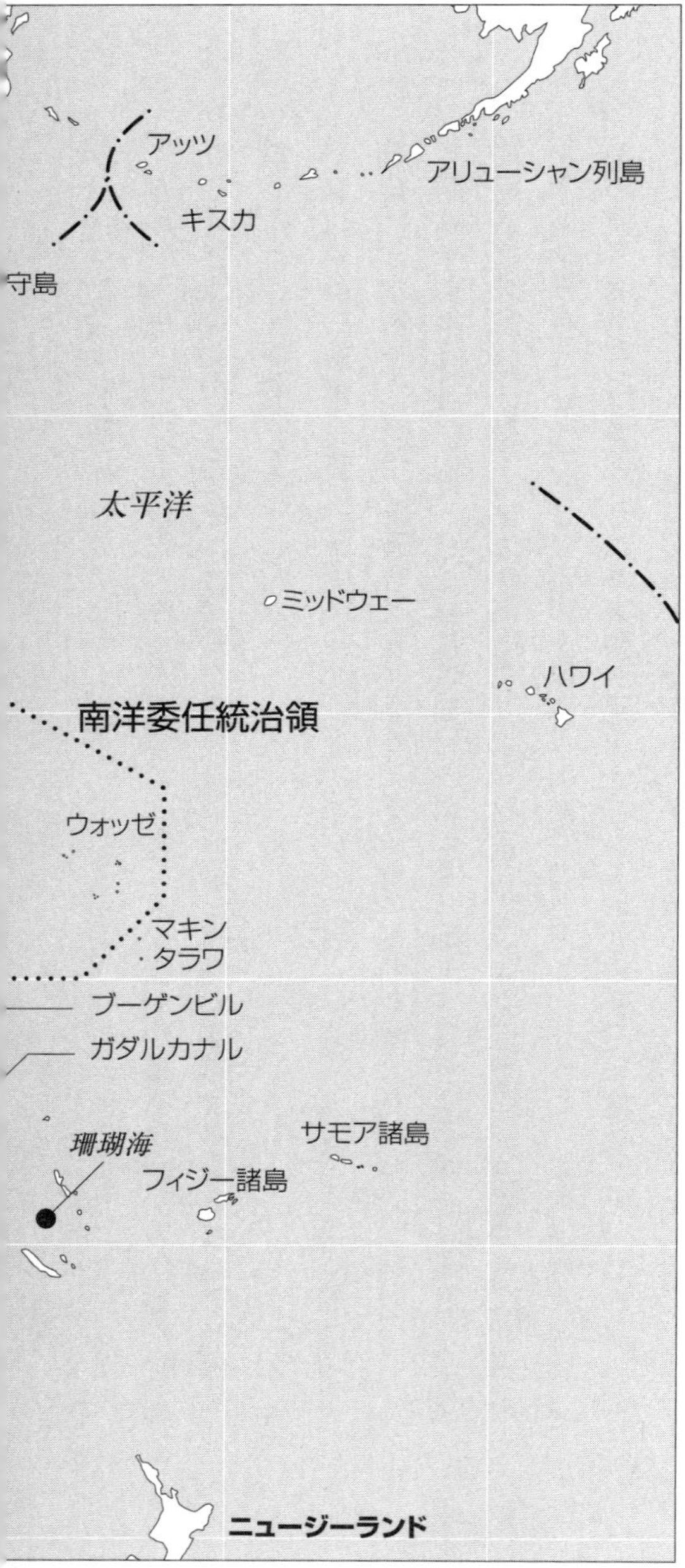

※**南洋委任統治領**――第一次世界大戦後、日本は旧ドイツ領だったマリアナ、カロリン、マーシャル諸島などを委任統治領として獲得した。グアム島は以前に米西戦争でアメリカが獲得した島なので含まない。住民はカナカ人、チャモロ人など約五〇、〇〇〇人。実質的には領有したのと同じで、南洋庁をパラオ諸島のコロール島に置き、産業の振興、教育の普及につとめ、海軍の基地としても活用した。この南洋諸島中、最大の海軍基地はトラック島にあった。戦後、国際連合の信託統治として、これら南洋諸島はアメリカが統治している。

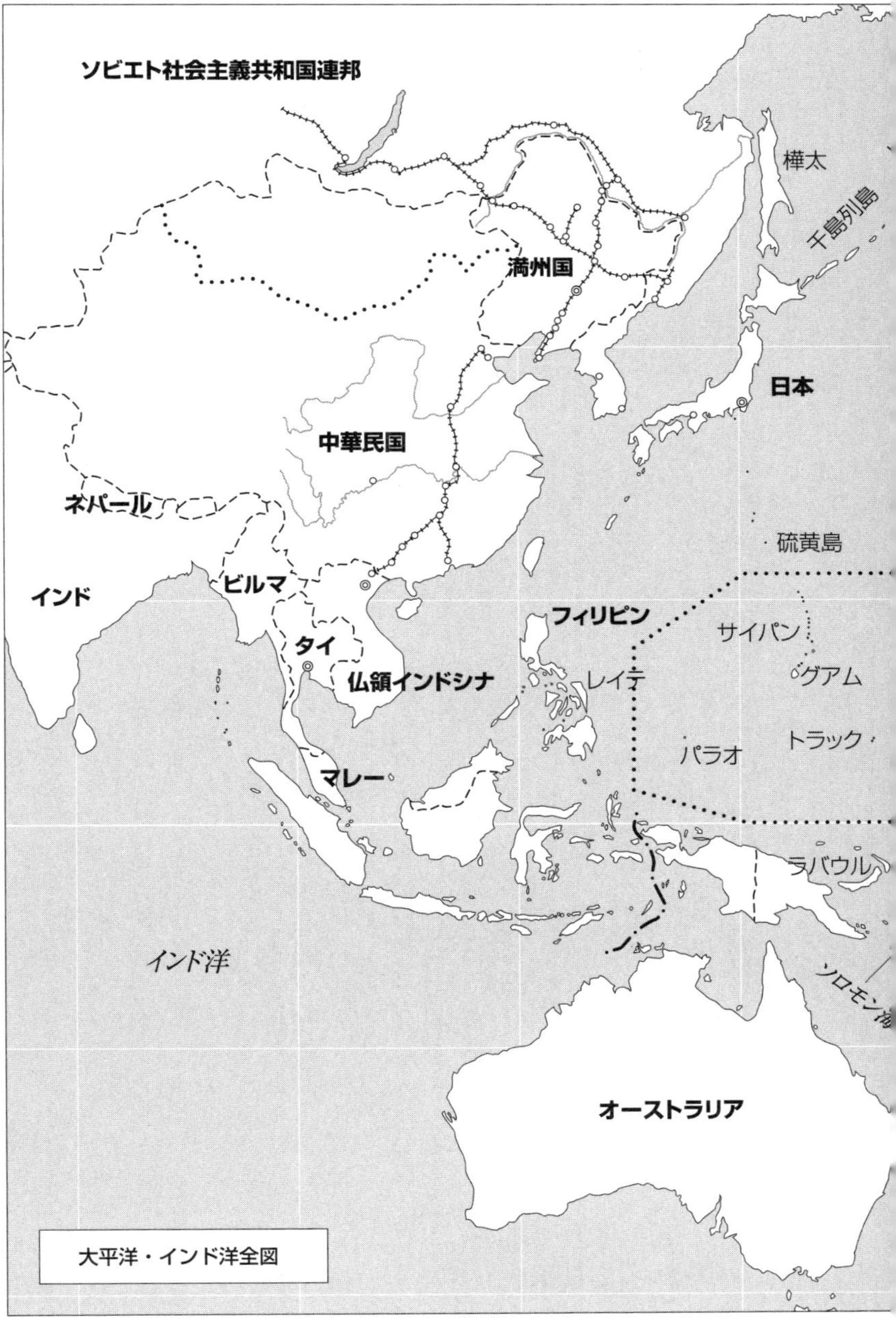
ソビエト社会主義共和国連邦
樺太
千島列島
満州国
日本
中華民国
ネパール
硫黄島
インド
ビルマ
フィリピン
サイパン
タイ
グアム
仏領インドシナ
レイテ
トラック
パラオ
マレー
ラバウル
インド洋
ソロモン海
オーストラリア

大平洋・インド洋全図

ミッドウェー海戦に出撃

当時、日本の陸海軍は、北はアリューシャン列島※から、東はミッドウェー、南はフィジー、サモア、ソロモン諸島※へと、広く太平洋上に進攻の計画をすすめていた。我が国力で、いったいどんな基本計画と成算があってのことか、大きな疑問がある。

五月八日、ソロモン諸島東側を南下した日本の「瑞鶴」「翔鶴」の機動部隊はアメリカの機動部隊と遭遇し、ほぼ相打ちというべき「珊瑚海海戦※」を行なった。米空母「レキシントン」を撃沈したが、「瑞鶴」が大破した。

この三日前、五月五日、アリューシャンに進攻した陸海軍は、六月七日、キスカ、アッツの上陸作戦を行ない、無血占領に成功した。これはミッドウェー攻撃に呼応したものである。

また、ミッドウェー島を攻略したあと、艦隊の一部はソロモン海域の作戦に、という計画であった。それが、これから述べる「ミッドウェー海戦」の大敗北のため、予定が大きく狂い、ガダルカナル島ではせっかくできあがりかけていた飛行場をアメリカの第一海兵師団に奪取されてしまう（八月七日）という結果を招いている。

話を前に戻し、私は東京駅から猪狩、秋山、渡辺の三中尉とともに呉に着いた。我々はすぐ、呉軍港の海軍桟橋に向かう。桟橋には連合艦隊から差し回しの内火艇が待っていて、艦隊が投錨している柱島沖に出発する。五月の太陽の下、海と空は青く、波おだやかで瀬戸内の島と岬は平和であった。

海上を走ること小一時間、大小無数の艦艇が目に入ってくる。当時、日本海軍はミッドウェー攻略を目指し、そのほとんどの艦艇を広島県呉の南、柱島沖に集結させていた。はじめて見る連合艦隊旗艦、六四、〇〇〇トンの戦艦「大和」をはじめ、第一艦隊（戦艦の艦隊）の「陸奥」「長門」「伊勢」「日向」「金剛」「榛名」「比叡」「霧島」など、第二艦隊（重巡艦隊）の「愛宕」「摩耶」「鳥海」「高雄」「熊野」「鈴谷」「三隈」「最上」「利根」

※アリューシャン列島――アラスカ半島尖端から、ベーリング海と太平洋との境界を南西二、〇〇〇キロメートルにわたって伸びる島々。火山性の島々。ロシア人によって発見されたが、一八六七年、アラスカ購入に伴ってアメリカ領となった。アッツ、キスカ島は列島西部にある。

※ソロモン諸島――南西太平洋、メラネシアの独立国、首都はガダルカナルのホニアラ。イギリス連邦の一員として独立した。一五六八年、スペイン人メンダーニヤがソロモン王の財宝を探し、この島々を発見したことから、この名がある。ニューブリテン島のラバウル、ブーゲンビル島のショートランド基地（ブイン）は日本海軍の重要な基地であった。

※珊瑚海海戦――オーストラリア北東部、太平洋南西部のニューギニア・ソロモン・ニューカレドニア島に囲まれた海域（珊瑚海）でおきた海戦。アメリカ軍がパプアニューギニアの首都ポートモレスビー攻略に向かう日本軍を阻止するために大型空母「ヨークタウン」と「レキシントン」を出撃させ、空母同士の戦いとなった。

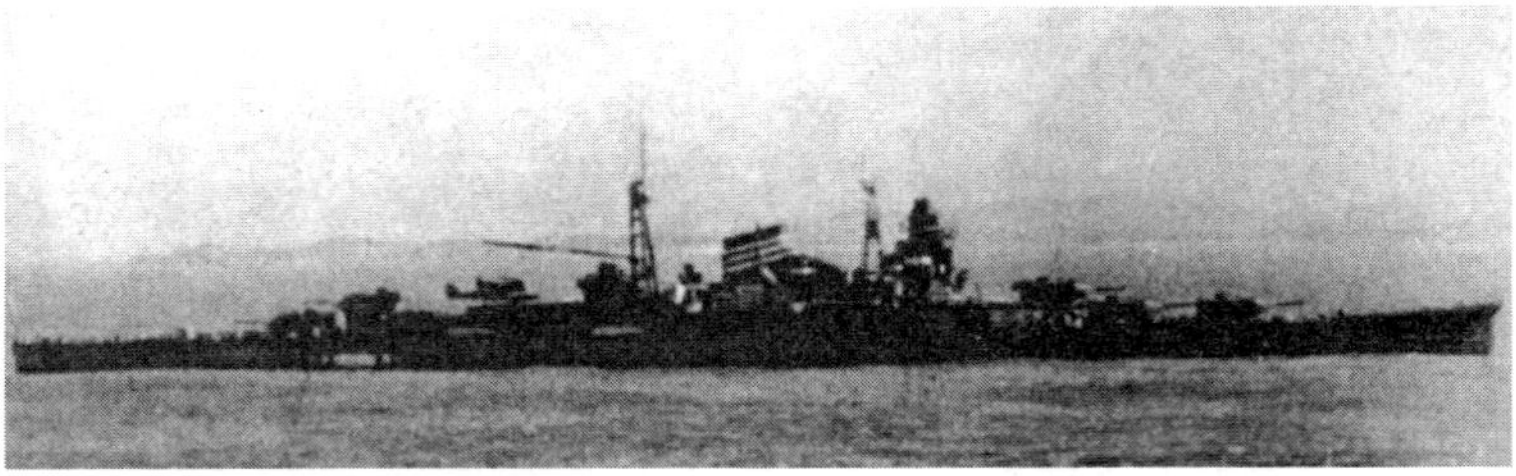

重巡洋艦「鈴谷」（昭和13年撮影）

「筑摩」、そして第一機動艦隊（空母艦隊）の「赤城」「加賀」「蒼龍」「飛龍」、そしてそれぞれの艦隊に属する駆逐艦多数が、静かな瀬戸内海に錨をおろしていた。

私の第二艦隊司令部附という辞令は、第二艦隊に所属する軍艦のいずれかで勤務せよという、すなわち艦隊の事情で乗艦を変更できる持ち駒としての辞令であった。

軍艦の大きさ（トン数）

戦艦	大和、武蔵	64,000トン
	陸奥、長門	34,000トン
重巡	愛宕、鳥海	10,000トン
	熊野、鈴谷	10,000トン
軽巡	由良、阿武隈	5,500トン
駆逐艦	朝雲、夏雲	2,000トン
	夕立、五月雨	2,000トン
空母	瑞鶴、翔鶴	32,000トン
	赤城、加賀	36,000トン
潜水艦	伊一七五	1,400トン
	伊四〇〇（水上攻撃機三機搭載）	3,500トン
	呂三五	960トン
	ドイツのUボート	500トン

日本が保有した軍艦の数

戦艦	12
重巡	18
軽巡	22
航空母艦	25
駆逐艦	160
潜水艦	伊号 119　呂号 58

渡辺中尉は着任にあたり、「自分は将来外科志望である」旨申告したため、乗艦を手術担任艦の「三隈」に指定された。私は格別の申告をしなかったため、防疫担任艦の「鈴谷」乗組となった。このことがあとで二人の運命を分かつことになったが、このときは神ならぬ身の誰にもわからない乗艦指定であった。

私たちがそれぞれの艦に着任した直後、五月二十一日午後、後甲板に総員集合があり、明日、第七戦隊すなわち「熊野」「鈴谷」「三隈」「最上」の四隻は連合艦隊より一足さきに、「ミッドウェー攻略に出撃せよ」との命令が伝えられた。

第七戦隊司令官は栗田健男少将、「鈴谷」艦長は木村昌福大佐であった。

この栗田健男少将はのち、サイパン島に米軍上陸のあと、マリアナ沖海戦※、フィリピン沖海戦で、栗田艦隊（「大和」「武蔵」「長門」「愛宕」「鳥海」「高雄」「摩耶」「妙高」「羽黒」と水雷戦隊）を指揮、機動部隊である小沢艦隊（「瑞鶴」「瑞鳳」「千歳」「千代田」「伊勢」「日向」、軽巡三と水雷戦隊）とともに米軍のフィリピン上陸を阻止しようとした人である。

※**マリアナ沖海戦**——昭和十九年六月、太平洋戦争中最大規模の空母決戦。しかし壮大さとは裏腹に連合艦隊は拙攻に終始し、空母「大鳳」「翔鶴」など多数の艦船および航空機を失い、太平洋水域の制海権を喪失し、日本の敗戦がほぼ決定的となった。

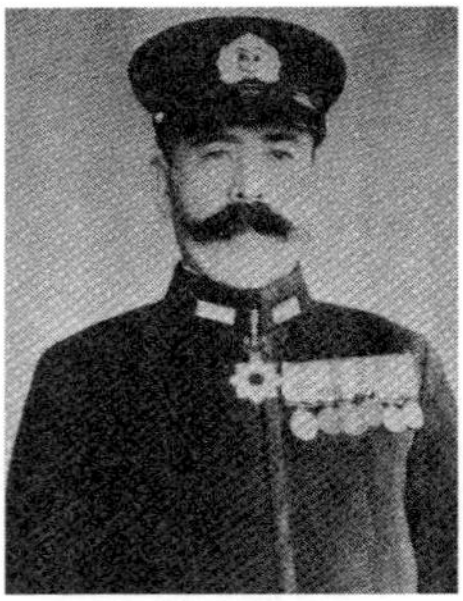
鈴谷艦長／木村昌福氏

また栗田少将はその後、江田島の海軍兵学校最後の校長となり、帝国海軍最後の告別の辞ともいうべき「離別の訓示」を残している。

一方、「鈴谷」艦長だった木村昌福大佐はカイゼルひげの名提督として名が高い。海軍兵学校では栗田少将が三十八期、木村大佐が四十一期である。この木村昌福大佐はのち、北方部隊の第一水雷戦隊司令官となり、旗艦「阿武隈」で指揮、霧のなかの劇的なキスカ島撤収作戦を成功させた。木村昌福司令官は「春風駘蕩」の村長さんと評されたが、私が「鈴谷」に着任、艦長室に挨拶にいったときも、立派なカイゼルひげの向こうに、温かい眼が光っていた。

翌五月二十二日、「熊野」「鈴谷」「三隈」「最上」は二隻の駆逐艦を従え、瀬戸内海から豊後水道を南下、決戦に向けて第一歩を踏み出した。「鈴谷」の上甲板に立ち、伊予の山並みを左手にみて、この重巡四隻一列に南下する姿はまさに絵のようである。子どもたちが見たら歓声をあげるに違いない風景であった。そして、日は暮れた。

グアム島に寄港し、燃料と水を補給したあと、第七戦隊は一路ミッドウェーを目指した。ミッドウェー攻撃の予定日は六月五日と艦内放送され、エンジンの音が艦を震わせている。

六月五日、索敵機から「敵らしき一〇隻見ゆ」と入電、ただちに日本の空母艦隊から第一次攻撃隊の一〇八機が出撃、ここに「ミッドウェー海戦」の火ぶたが切って落とされた。

米艦隊もただちに反撃に出た。午前七時二十五分、我が空母「赤城」が被弾、やがて「加賀」「蒼龍」も次々と被弾、黒煙をあげた。少し遅れて「飛龍」も被弾し、我が空母艦隊はその四空母すべてを失う大敗戦となった。

ここにおいて山本五十六司令長官は午前九時、主力艦隊を西北方に退避させ、第七戦隊の「熊野」以下四隻の重巡に対し、ミッドウェー島に対する夜間艦砲射撃を命令した。

この電報を受けた「鈴谷」の艦内は極度に緊張した。ただちに最大戦速三二ノットの進撃を開始、エンジンの振動が全艦を揺るがした。

日没を過ぎ、四隻はひたすら進撃をつづける。そして、ミッドウェー島まであと三〇カイリという地点にきたとき、連合艦隊司令部は突如、砲撃中止、急遽反転退避を命令してきた。「三隈」に乗っている渡辺中尉はどうしているだろう。

悲劇はこの反転の直後に起こった。全速退避中の三番艦「三隈」と四番艦「最上」が、方向転換の際、接触事故を起こし、両艦は大きく速度を落とさなければならなくなった。アメリカ制空権下のことである。

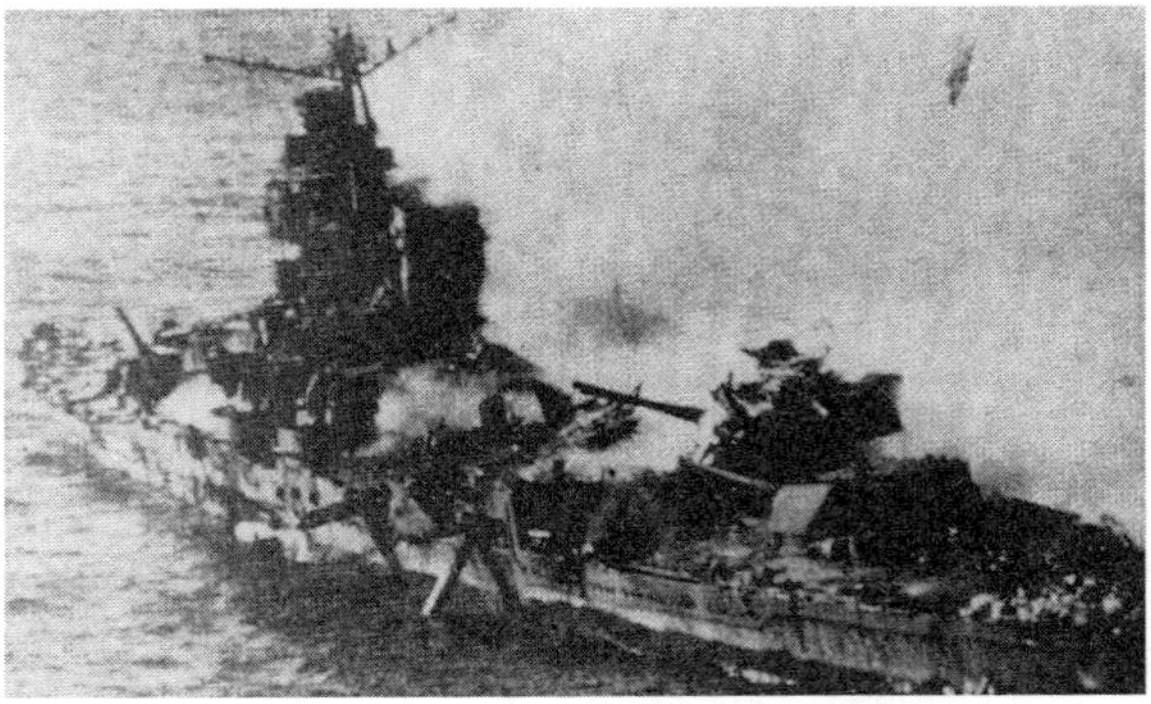

沈没直前の重巡洋艦「三隈」(昭和17年6月7日)

果たして翌六日早朝、米空母からの攻撃機の来襲を受け、「三隈」沈没、「最上」は大きい損傷を受けた。「三隈」の生存者、負傷者は護衛駆逐艦に収容、傷ついた「最上」とともにようやく戦闘海域を逃れた。

「熊野」とともに先に全速力で退避していた「鈴谷」の前、見渡す限りの太平洋の大きなうねりのなかに、出撃のときとは打って変わった傷だらけの「最上」と駆逐艦があらわれた。

このうねりのなかで、二隻の駆逐艦から負傷兵を「鈴谷」に収容する作業が始まった。内火艇※を出し、竹のすだれと毛布で巻きつけた重症の負傷兵をかつぎ出し、駆逐艦から内火艇へ降ろし、内火艇から「鈴谷」へ引きあげる。この往復の作業を何十回とくり返し、一〇〇名以上の負傷者を「鈴谷」に収容した。私はこのあいだに、「三隈」の生存者に渡辺軍医中尉がどうなったか、聞いてまわったが、中尉の生否を知る者は誰もいなかった。

この日から、私は生まれて初めて全身熱傷の兵隊たちの治療に明け暮れた。「鈴谷」に収容した負傷兵は一〇〇名を超える。頭髪は焼け落ちてなく、全身の皮膚は真っ黒に焼け、左右の眼だけが光っている。

「水がほしい。水をくれ」――というばかり。この黒こげの、全身熱傷のほとんどのものが、今日は三人、明日は四人と、つぎつぎに死んでいった。当時はリバノール肝油を浸したガーゼを当てるくらいの治療しかできなかったのである。

こうして死亡した兵員たちは、トラック島へ向けひた走る「鈴谷」の後甲板から、白布に包まれ、非番の士官、下士官兵の見送るなか、つぎつぎと水葬されていった。

艦尾には白くスクリューの渦が巻いている。そのなかへ落された白布に包まれた遺体は、右へ左へ大きく揺れながら次第に遠ざかり、消えていった。遺族の方がたがこの光景をみたらどれだけ悲しむだろうか。私が医師となり、初めて取り組んだのがこの全身熱傷の治療、そして水葬だった。人間の死とはこういうものである。そして「死は別れである」ことを身にしみて感じた。

そしてさらに、渡辺軍医中尉が死に、私が生き残った。天の摂理、自然の流れの前に人間がいかに小さく、無力であるかを教えられた。

※**内火艇**――エンジン付き、操縦者付きのボートで、ほか一名の乗員がいるのが普通である。碇泊中の軍艦同志の乗員の往来や、陸上との往来、軽い荷物の運搬などに使う。座席は後部中央が最上席、乗降は下級の者から先に乗り込み、降りるときは上席のものから先に降りる。通常キャンバスの覆いがついている。

呉軍港に帰りついた重巡の第七戦隊は「三隈」を欠き、「最上」は傷つき、あわれな姿であった。そして乗組員たちは待ちに待った上陸が許されたが、この「ミッドウェー海戦」の敗北に関してはいっさい口外しないよう厳命された。私はガンルーム※の若い士官たちと呉の町に上陸し、写真館で白麻の夏軍服の写真を撮り、父母と婚約者の乙骨菊枝とに送った。

敗北の原因

ミッドウェー海戦とアリューシャン列島のアッツ、キスカ島上陸作戦について、ニミッツの『太平洋海戦史』は次のように述べている。

「日本の計画は決して小さなものではなかった。山本提督の直接指揮下に、連合艦隊の全兵力が北部および中部太平洋の広大な作戦に使用された。

一つの空母部隊は、六月三日、アリューシャン列島に攻撃を加え、その後、占領部隊はアッツ島、キスカ島に上陸する。ミッドウェー攻撃の前日に行なわれたこの攻撃は、部分的には牽制を意図したものであった。この攻撃は少なくとも米軍の指揮を混乱させるであろう。

日本側は六月四日払暁、北西方面から優勢な空母部隊でミッドウェーに爆撃を加え、同島にある米軍飛行機を破壊し、次いで六月五日南西方面から接近する攻略部隊で約五千名の兵力を揚陸、ミッドウェーを日本軍の基地としようと考えた。

その日、日本艦隊の編成を検討すると、南雲中将の空母部隊は『赤城』『加賀』『蒼龍』『飛龍』の四隻を基幹とし、高速戦艦二隻、巡洋艦三隻、駆逐艦一一隻が、これを護衛した。この機動部隊の西方南寄りに主力部隊が位置し、山本提督の旗艦『大和』を含む戦艦七隻、軽空母『鳳翔』、水上機母艦二隻、軽巡三隻、駆逐艦二〇隻で編成されていた。このうち戦艦四隻と巡洋艦二隻を含む部隊は『アリューシャン支援部隊』として途中、針路を変えた。

なぜにこのような大艦隊がその使命を達成できなかったのか。米国が明らかに日本の計画を知っていたことが、その決定的な要素であった。ニミッツ提督はかろう

※**ガンルーム**――軍艦のうち、重巡以上の大きい艦では、士官が食事したり、休憩する部屋が三種類ある。一つは士官室といって分隊長以上、通常大尉以上の士官の居室。次が第一士官次室といって、兵学校、機関学校を出た若い中少尉、候補生の部屋でガンルームという。新任の軍医中尉は通常このガンルームに入る。三つ目を第二士官次室といって、下士官、兵から昇進した特務中尉、特務少尉たちの居室である。

じて三隻の空母を作戦に間に合わせることができた。米国は日本の暗号電報を解読できたので、日本の計画に関する情報は極めて完全であった。ニミッツ提督が得た情報は、日本の目的、日本部隊の概略の編成、近接の方向ならびに攻撃実施の期日に関するものである。

真珠湾攻撃から約一一〇〇マイル北西に位置するミッドウェーという島は、サンゴ礁に囲まれた二つの島からできている。大きい方のサンド島でも、長さはわずか二マイル、小さいイースター島はサンド島の半分ほどの大きさしかなかった。

滑走路のあるイースター島には哨戒機三〇機が配備され、オアフ島との連絡はB－17が行なっていて、六月三日にはB－17が一七機いた。これらのパイロットは飛行学校を出たてのものが多く、まだ急降下爆撃の訓練を受けていなかった。

日本側のアリューシャン攻撃は六月三日、空母『竜驤』の攻撃機がダッチハーバーを空襲、大きな損害を与えた。米軍哨戒機は日本空母発見に努力したが、ついに成功しなかった。日本軍の北方部隊指揮官は細萱中将、六月六日、海軍特別陸戦隊約一二五〇名がキスカに上陸、小さな米国測候所の職員を捕虜とした。その翌日、一二〇〇名の日本陸軍がアッツ島に上陸、三九名のアリュート人とアメリカ人宣教師夫妻を捕虜とした。

一方、ミッドウェー海戦における米側の最初の日本艦隊発見は、六日三日午前であった。当時、一機の哨戒機がミッドウェーの南西方約七〇〇マイルに、『艦隊蛇行中の大型船六隻』を報告した。ミッドウェー基地司令官と空母部隊指揮官はこれを『日本の攻略部隊』と正しく判断した。そしてさらに、『日本艦隊発見』の報告があり、ついに正午すぎ、予備燃料タンクをつけたB―17九機がミッドウェーを発進した。

この海戦で最初の命中弾を与えたのは、四機の飛行艇である。三日後夜、魚雷を搭載した飛行艇は日本の給油艦一隻を小破させた。

六月四日、南雲中将は日の出の三十分前、四時三十分、一〇八機の攻撃機を発進させた。天気上々、視界良好、午前六時三十分、最初の爆弾が投下され、次の三十分の間に地上施設のほとんど全部が損害を受けた。燃料タンク炎上、滑走路だけ難を免れた。

午前八時、一五機のB―17が高度六〇〇〇メートルの上空から爆弾を落としたが、日本軍に損害を与えなかった。

ミッドウェー海戦の第一ラウンドは明らかに日本側の勝利で終わった。ミッドウェー基地は完全に粉砕され、その飛行機の半数を失った。米空母艦隊が戦闘に加わったのはこの時期だった。

フレッチァー提督は、空母『ホーネット』と『エンタープライズ』を戦線に急行させた。『エンタープライズ』艦上のスプルアンス提督は飛行機発進前一時間ほど、日本艦隊との距離を詰めさせた。そして、日本軍がミッドウェー攻撃から帰艦した飛行機に補給をしている好機に、飛行機の発進を命じたのである。かくして攻撃隊は午前八時頃、四つのグループに分かれて日本空母めがけ進撃していた。

ホーネット雷撃機は午前九時二十分、雲の下に日本空母を発見したが、日本軍戦闘機は米雷撃機に襲いかかり、その一五機が魚雷発射前に撃墜されてしまった。『エンタープライズ』の雷撃機は十五分遅れて日本艦隊上空に到着したが、これも命中魚雷を打てなかった。

しかし、『エンタープライズ』の爆撃機はこのあと、四隻の日本空母に攻撃をかけ、『赤城』『加賀』そして『蒼龍』も火災を生ずるに至った。米軍にとっては、飛行機に燃料補給中の日本空母を捕捉し得たことは実に幸運であった。もし、日本側がもっと傷つきにくい状態にあったとしたら、米軍の与え得た命中弾はほとんど決定的なものにはならなかったであろう。

正午頃、『ヨークタウン』が索敵機を発進させたばかり、攻撃隊収容の準備をしていたとき、『飛龍』からの飛行機の来襲を受けた。一発は飛行甲板に穴をあけ、ほかの二発は下甲板で爆発、二つの罐（かま）が使用不能となった。その後、再び日本軍雷撃機の攻撃を受け、『ヨークタウン』は左舷に大きく傾斜、艦長は総員退去を命じ、駆逐艦が乗組員を救助した。

この『ヨークタウン』に対する攻撃が終わったとき、『ホーネット』の爆撃機一六機が『飛龍』攻撃に向かった。『エンタープライズ』の飛行隊も午後五時、『飛龍』を発見。四個の爆弾を命中させ、猛火を起こさせた。この『飛龍』は翌朝まで浮かんでいたが、日本駆逐艦が魚雷をもって炎上中の艦を沈めた。

かくして日本は四空母を失ったが、連合艦隊の山本長官は計画を捨てなかった。撃破された米艦隊は東方に退却しつつあり、『残敵を追撃し、ミッドウェーを攻略せんとす』と命令を発した。しかし、山本長官が戦勢を挽回する可能性が残っていたとしても、それは行なわれる運命にはなかった。」

私のいた重巡戦隊「熊野」「鈴谷」「三隈」「最上」にミッドウェー島夜間砲撃を命令したのも、この山本長官の判断によるものであった。

ニミッツはこの『ミッドウェー海戦』の「むすび」として、「ミッドウェー海戦の勝利は、主として情報によるものであった」と述べている。
「米側の損失、空母『ヨークタウン』と駆逐艦『ハンマン』に対し、日本は四隻の空母と一隻の重巡『三隈』を失った。米側は一五〇機の飛行機をなくしたが、日本は空母とともに全乗組員を失い、飛行機の喪失は三二二機に達した。米側の戦死者三〇七名に対し、日本は三五〇〇名を失い、そのなかに一〇〇名の第一線パイロットが含まれていた。」
と記している。

私は以上のニミッツの『太平洋海戦史』の記述を読んで、はじめてアッツ、キスカ両島に対する攻撃の目的と時期を知ったが、日本の大本営はここでも、ほとんど意味のない作戦を計画したもの、との感が深い。

このアリューシャン二島にまで手を広げた結果、翌、昭和十八年六月から七月まで、日本は制空権のない海域を潜水艦による輸送を余儀なくされ、アッツ島の将兵は玉砕し、キスカ島は幸運な霧のなか、水雷戦隊によってやっと撤退することができた、という大きな負債を負ったのである。

この「ミッドウェー海戦」から三ケ月のち、昭和十七年九月、木村昌福大佐は次のような「ミッドウェー作戦の戦闘詳報閲読」というメモを書いた。

「『三隈』『最上』および駆逐艦『朝潮』『荒潮』乗員の悪戦苦闘の状況を目撃するの感あり。涙なくしては読むあたわず。とくに『朝潮』『荒潮』は文字どおり死地に突っこみて大被害を受けつつ、これを克服、護衛の任務を全うせり。『三隈』『最上』の乗員も奮戦せり。下級者の技倆は卓越しあることかくのごとし。

ただ一部首脳部の者の過誤によりてこの惨事を惹起し、貴重なる艦艇を喪失、毀損し、忠勇技倆卓抜の下級士官、下士官兵を失えり。われら上級士官たるもの肝銘すべきことにこそ」——と。

木村昌福大佐は強い任務に対する義務感と人命尊重の観念があった。

負傷者の末期

私は、以上詳述したように昭和十七年六月初陣の「ミッドウェー海戦」の帰路、敗走する重巡「鈴谷」のなかで、一〇〇名を越す全身熱傷の水兵たちの治療に明けくれた。私たち医務科の士官、下士官兵たちによる必死の治療の甲斐もなく、毎日、三人、五人と死亡者が出た。負傷者はひたすら「水がほしい」「水をくれ」といい、そしてあとは何も言わず、何を聞いてもほとんど黙っていた。そしていつの間にか、ぐったりとし、死んでいった。私が知るかぎり、「天皇陛下万歳」と言ったものはなく、家族の名前を呼んだものがわずかにあっただけだった。

このことは私の千葉大学の同級、軍医学校も同期の矢口明軍医中尉の戦記でも同じようであった。

それは昭和十八年三月、アッツ島沖で日本海軍の巡洋艦四隻、駆逐艦四隻とアメリカの巡洋艦二隻、駆逐艦四隻のあいだで白昼、典型的な砲撃戦が行なわれたときのことである。当時、重巡「那智」に乗艦していた矢口中尉は次のように書いている。

「日米両軍のはげしい砲戦は数時間におよんだが、双方とも沈没または航行不能となった艦がないまま、米艦隊の遁走によって幕を閉じた。しかし、旗艦『那智』は集中砲火を浴びたため、損害は大きかった。直撃弾が艦橋附近に命中し、多数の死傷者を出した。なかには艦橋に派遣されていた衛生兵もおり、瀕死の重症を受けた。

戦時治療室だった士官室には、上半身だけの死体、うめく重症者、興奮してしゃべりまくる軽症者、大言壮語して治療のあと、自分の配置へもどろうとしない軽症者、重症でも治療を終えるとすぐ自分の部署に帰ろうとする者、いろいろである。天性によるか、修養によるものか、この極限のとき本性が出るものだと思った。

戦死者では『天皇陛下万歳』を叫んだものは一人もなく、『カーチャン』『花子』『まつ代』などと夫人の名を呼んで、あるいはまったく黙ったまま、死んでいった。」

この「アッツ沖海戦」における重巡「那智」の戦死者は一四名、負傷者二九名であった。この海戦は、当時も戦後もほとんど知られていない「北方海戦」である。

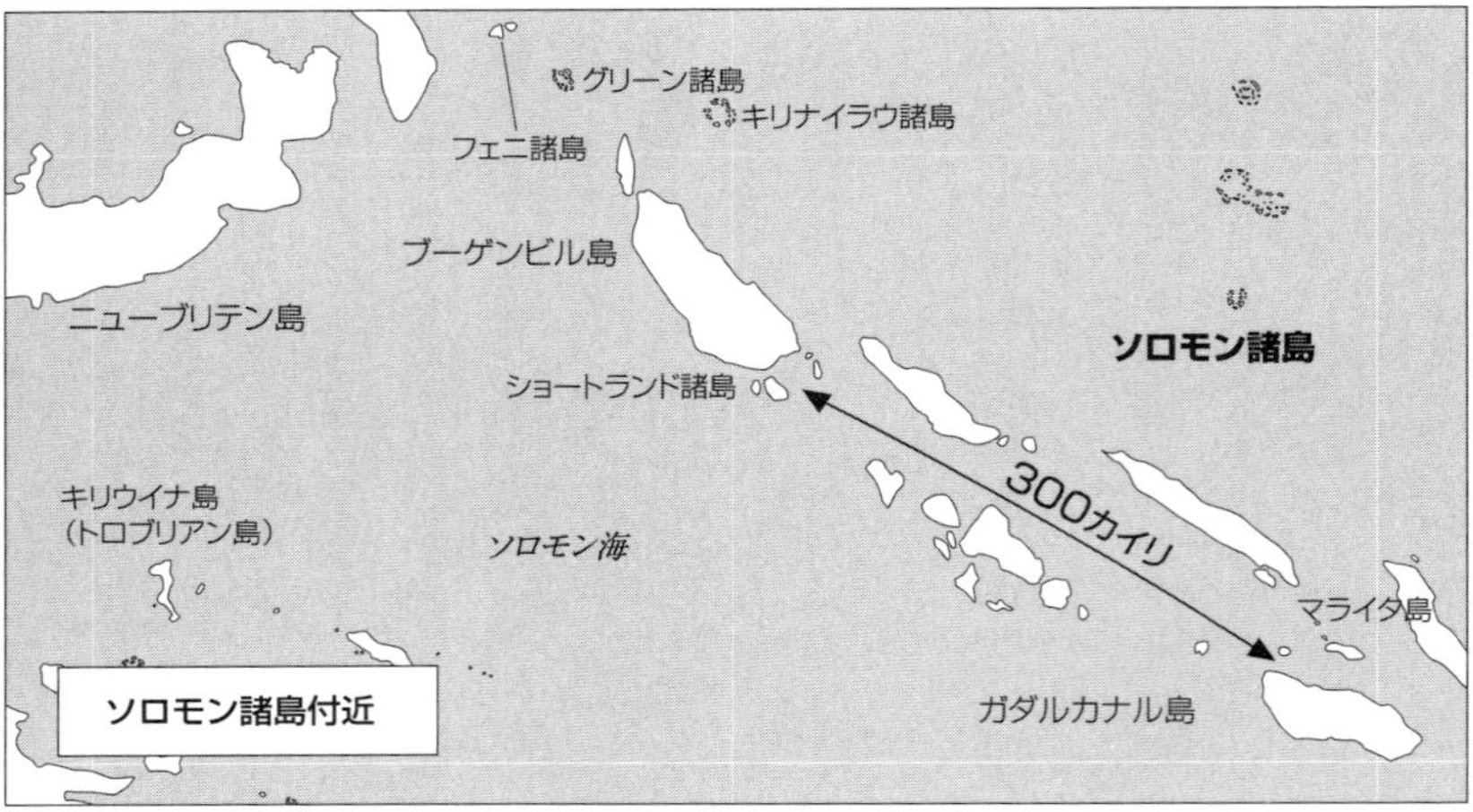

ガダルカナルの苦戦

ミッドウェー海戦のあと、私は乗艦を「鈴谷」から駆逐艦「峯雲」に変更となり、昭和十七年九月、ブーゲンビル島の南海面、ショートランド基地に進出した。

この方面では、七月二十一日に海軍陸戦隊がガダルカナル島に上陸し、建設労働者を入れ、飛行場を建設中、その完成直前に、八月七日、アメリカ第一海兵師団一九、〇〇〇名により奪取されていた。

ここで、ミッドウェー攻略部隊として上陸する予定だった陸軍の一木支隊の一部、九〇〇名がまずガダルカナル救援に上陸した。しかし、米軍の圧倒的火器の前に、七〇〇名の戦死者を出し、一木清直大佐も軍旗を焼き、自決した。

ここにおいてトラック島にいた陸軍の川口清健少将

の川口支隊に対し、ガダルカナル飛行場奪取の命が出、八月から九月にかけ、ガダルカナルに上陸したが、制空権のないなか、食糧、武器、弾薬、兵員の補給は大変困難であった。

川口支隊の兵力は五個大隊、これに仙台師団の野砲兵一中隊が加わった規模であった。熱帯の密林のなか、マラリヤ蚊に悩まされ、乏しい武器、食糧で、川口支隊は飛行場奪取に二度の総攻撃をかけたが、米軍の激しい砲火の前に、次々戦死者を出し、九月十五日までに六、七〇〇名のうち約二割の死傷者を出した。

ブーゲンビル島の南、ショートランド基地からガダルカナル島まで三〇〇カイリある。大きい輸送船で運べば、一度に大部隊も、多数の兵器、弾薬、食糧も送ることができるが、輸送船は船足が遅く、図体が大きいので、爆撃を受けるとひとたまりもない。それで姿が小さく、三〇ノットの高速が出せる駆逐艦をこの輸送に使った。

毎回、七、八隻の駆逐艦が陸軍の兵員、食糧、弾薬を満載して、一列縦隊、三〇ノットでガダルカナル島に向かう。アメリカ軍はこれを「東京急行」と呼んだという。この輸送では、毎回、往路で二回、復路で二回くらい米軍の急降下爆撃機十数機の爆撃を受けた。

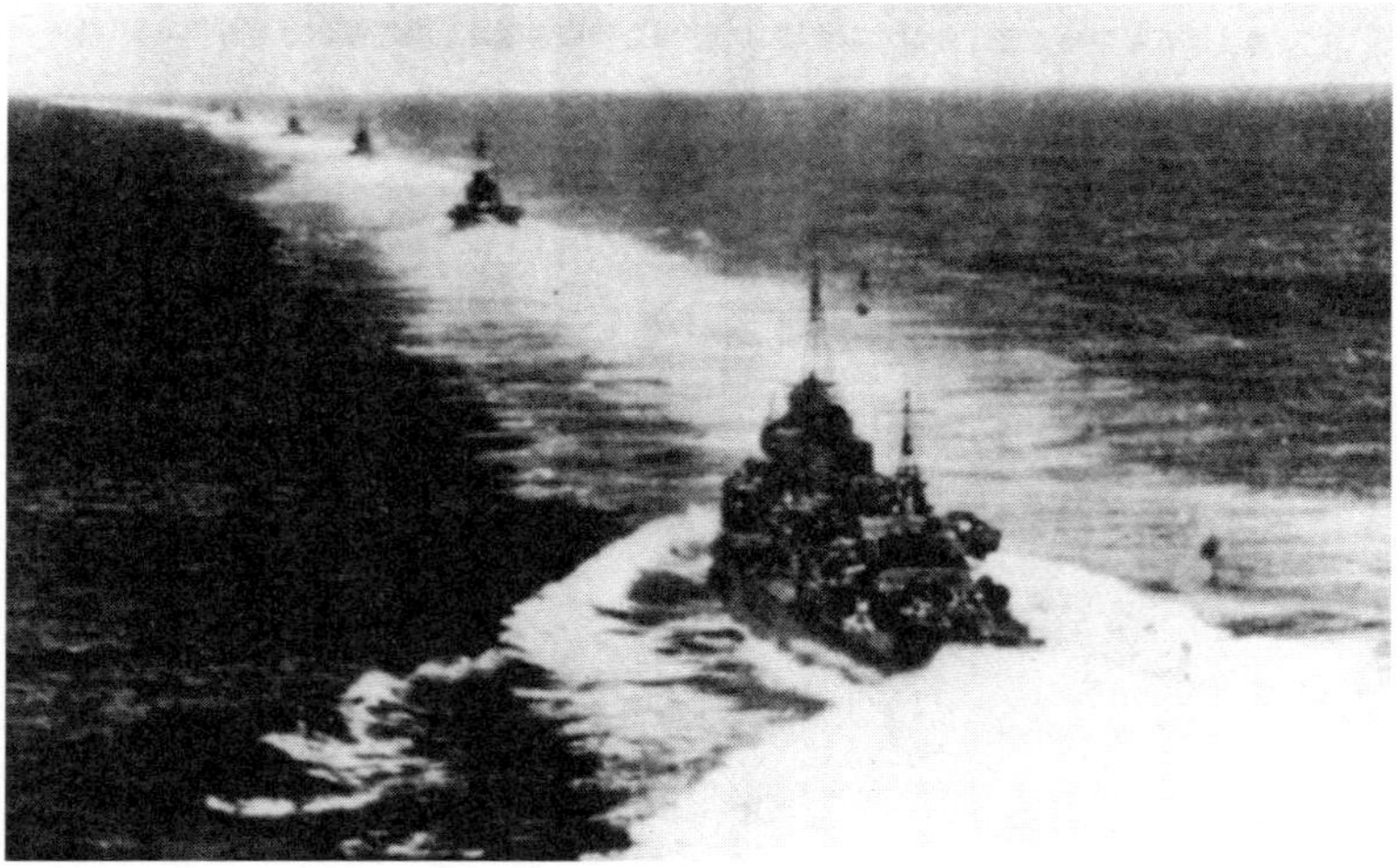

駆逐艦によるガダルカナル島への輸送。これを米軍は「東京急行」（トウキョウエクスプレス）と呼んだ

私は昭和十七年九月からガダルカナル撤収の十八年二月までの間、合計十三回往復したが、その間に爆弾が当たったのは「峯雲」で大破したときと、「夏雲」で沈没したときの二度であった。

この制空権のない海域の作戦で、敵に思うように急降下爆撃される恐怖は大きかった。毎回、ただどうなるかと、からだを固くして息を呑むばかりであった。そして、このガダルカナル島の作戦はいっこうに明るい見通しが立たず、いつかはやられ、片手、片足がなくなるか、死ぬか、と思う日々であった。

このようななかで、十月十五日、ついに私の乗艦「峯雲」は被弾した。私としては初めての経験である。ガダルカナル島に向け、最大戦速で航行中、午後三時すぎ、見張員が雲のあいだに米軍機の編隊を発見、ただちに総員配置につき、対空戦闘が開始された。艦は舵をとるたび右へ左へ大きく傾き、高射機関銃の音が激しくなる。

私はいつも通り、士官室に救急材料、医薬品を並べ、どうなるかと固唾（かたず）をのんでいた。

爆弾があたるときはこういうものだろうか――。気がついたときは、艦に大きな衝撃が響き、周囲の様子が一変した。よくみると、私のいた士官室の前方に被弾、士官室より先方にあった錨や倉庫など、艦首の部分が全部なくなっていたのである。しかし、沈没はまぬかれた。また負傷者、戦死者のなかったことは幸いであった。「峯雲」はかくして、艦首を失った無残な姿で、僚艦に別れ、ショートランド基地へ帰りついた。

当時、駆逐艦四隻に通常二人の軍医が乗艦していたから、軍医のいない駆逐艦があった。「峯雲」が大破し、内地に修理に帰ることとなったので、私は軍医のいない「夏雲」に乗艦することになった。私は「夏雲」で艦長以下、乗組員全員に歓迎された。軍医が乗っているだけで安心ということがある。

またこれは偶然だったが、航海長の豊田中尉が高等師範附属中学出身で、私の小学校の友人五人と同級だったのですぐ親しくなった。

十月十一日、「夏雲」に移って初めて、ガダルカナル島へ出撃する。快晴、防暑服※を白麻の軍服に着がえ、「今日も頑張ろう」と豊田中尉は艦橋へ、私は戦時治療室である士官室へ別れる。午前十時出撃。僚艦「峯雲」の欠けたこの駆逐隊には一抹の寂しさがあるが、マラリヤと食糧不足で苦しむガダルカナル島の陸軍の将兵の苦労を思い、使命感をかきたてる。

この日、ガダルカナルへの往路、たびたび米軍機の爆撃を受けたが全艦無事、目的の輸送を完了し、帰途についた。

十二日の夜が明け、ショートランド基地に向け、ひた走る我が駆逐艦六隻に米軍機が接近してきた。ただちに対空戦闘開始、艦は大きく舵をとる。このとき、下腹にズシンと響くような、艦全体のはげしい衝撃が伝わってきた。「夏雲」は後甲板左舷に直撃弾を受けたのだった。

「夏雲」はなお対空射撃をつづけ、戦った。しかし、艦は左へ左へと次第に傾斜を強めていった。負傷兵の治療をしていた私に、豊田中尉の声がする。

「永井中尉、早く海に飛び込まないと危ない。急げ!」

艦は次第にひどく傾いていく。豊田中尉の「急ごう」の声で、私は白麻の軍服のまま、靴を履いたまま海に飛び込み、カッターに向けて泳いだ。私の手がちょうどカッターの船べりにかかったとき、「夏雲」は艦首を一度大きくもち上げるようにして、そのまま海中に沈んでいった。

ソロモン海の水はさほど冷たくない。しかし、流れ出た重油で軍服はよごれ、悪臭が鼻をついた。この被爆で「夏雲」の艦長は戦死し、私はいっさいの持ちものを失った。

私はこのソロモン海域に来て二ケ月のあいだに「峯雲」で被弾し、「夏雲」で沈没した。そしてこのガダルカナルの作戦はいっこうに好転をみず、米軍に制空権をとられたまま、いつ果てるとも思われぬ苦しい輸送がつづいたのであった。

当時は国をあげての戦争であったし、私は海軍士官である。部下の下士官兵に対し、みっともないことはできなかったが、本音をいえば、急降下爆撃はこわかった。

それで、「夏雲」で沈没したあと、次に乗艦した駆逐艦「夕立」の吉川潔艦長は海軍部内でも有名な豪胆な艦長だったので、私は艦長に「急降下爆撃で突っ込んでこられると、何回経験してもこわいのですが、なにかいい知恵はありませんか」と聞いてみた。

※**防暑服**──熱地での戦闘用の衣服で、正式着用は「防暑シャツ」「防暑ズボン下」を着用した上に「防暑衣（上着）」と「防暑ズボン（半ズボン）」を着用。将校用は下士官・兵のものと異なる。

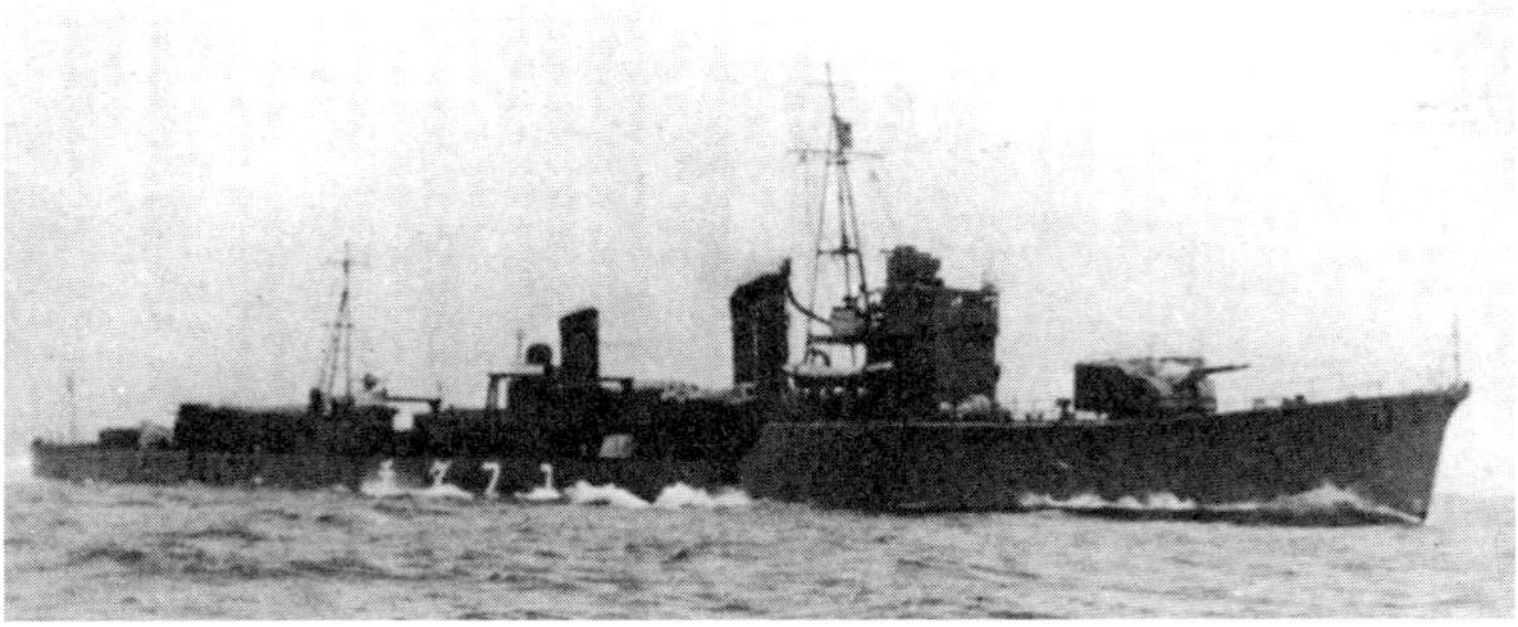

駆逐艦「夕立」(1,685トン)

そうすると吉川艦長はにっこりと、「それあ、俺だってこわいよ。だけど、俺は艦長だから、艦橋にいて対空戦闘の指揮をして、これに没入しているからこわさを忘れていられるだけなのだ。永井軍医長のように、ただ爆撃されるのを待っているのでは、こわいのがあたり前だ」と慰めてくれた。

私はその後、この命がけのこわさがつづくなかで、何とかこれから抜け出そうと、あれこれ考えてみた。そして最後に思い至ったことは、「どうせこのこわさがつづくならば、ひとつ開き直ってみてみよう」——という気になった。

私はすべてを成りゆきに任せ、たとえどんな結果が出ても、片手、片足が吹き飛ばされたり、あるいは死んだとしても、そのことを自分にとって一番いいこと、好ましいことだと、無理にでも考えてみよう。初めはもちろんそう考えられないだろうが、くり返し自分で自分にそう思えと強制してみよう——と考えた。そしてこれをくり返すことで、これまでのこわさ、恐怖が減ってくるだろうと考えた。

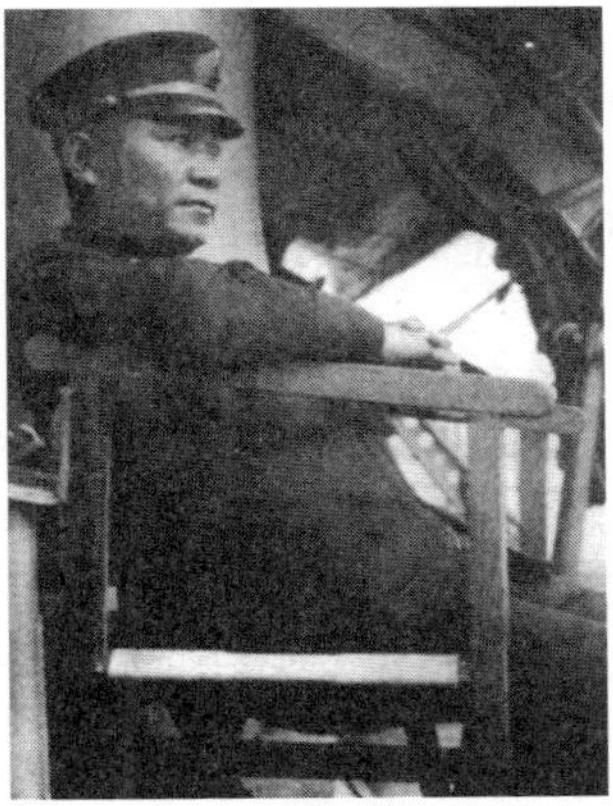

駆逐艦「夕立」の艦長、吉川潔中佐。剛胆な艦長として知られた

私はこのガダルカナルの輸送作戦中、ずっとこのことを自分自身にいい聞かせ、強制してきて、いつのまにか、その考えが少しづつ身につき、こわさが次第に減ってきたように思えた。

道元のいう「あるべきやうに」に近い心構えといえるかも知れない。悟りというにはほど遠いが、生命の恐怖のなかで見いだした考え方であった。

第三次ソロモン海戦

こんななかで、昭和十七年十一月十二日、私は乗艦を「朝雲」に変更され、戦艦「比叡」「霧島」をほかの駆逐艦とともに護衛しつつ、ガダルカナル島飛行場に対する艦砲射撃に出動した。たまたまこの夜、ガダルカナルに米海軍の重巡、軽巡一〇隻がきていたため、はからずも壮絶な夜戦となった。

私は戦時治療室である士官室にいるたてまえであったが、この夜、艦長に願い出て、負傷者が出るまで艦橋の後ろの旗甲板で戦況を見る許可をいただいた。

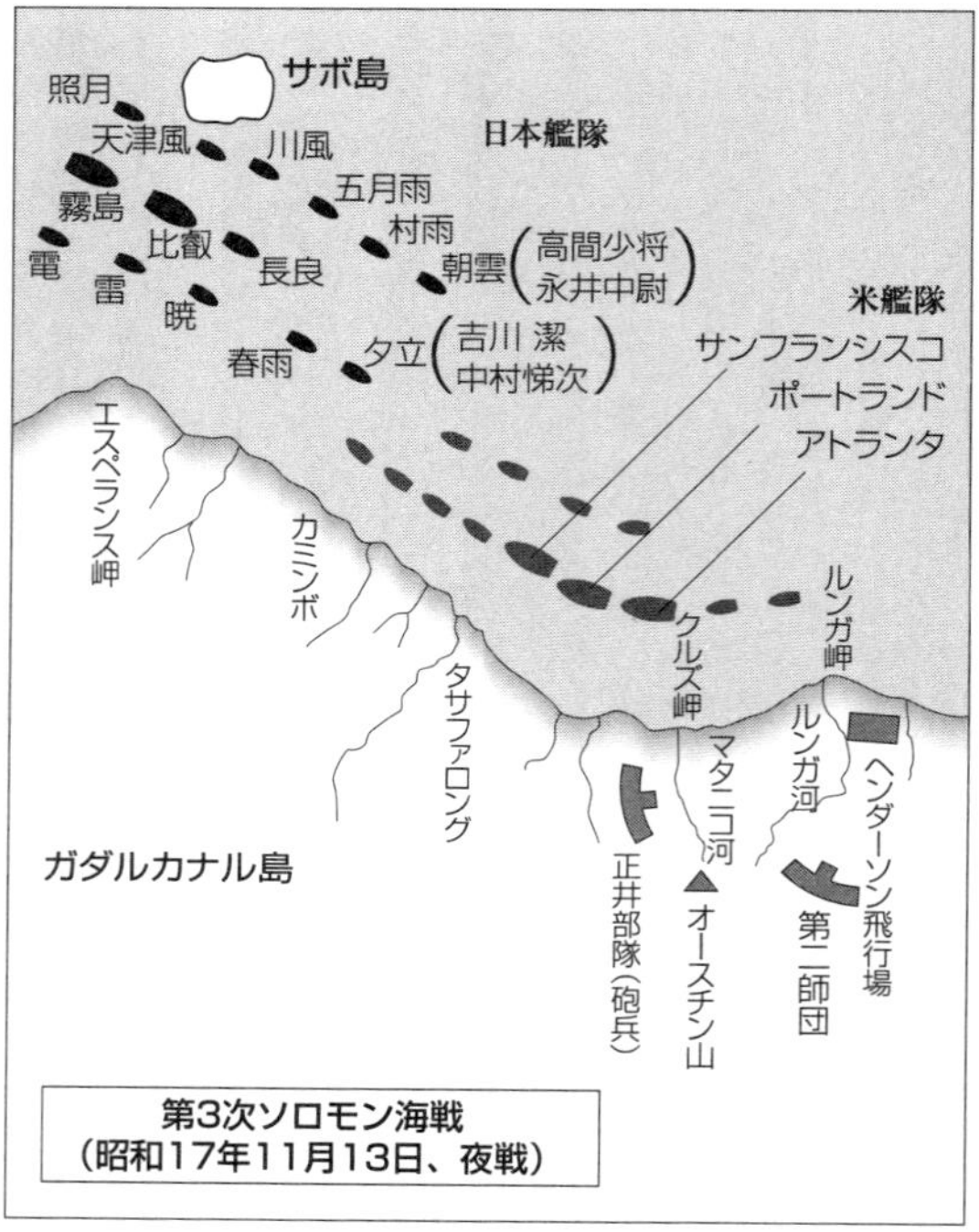

第3次ソロモン海戦
（昭和17年11月13日、夜戦）

午後十一時、まず「夕立」が我が艦隊の先頭に立ち、敵艦隊を照射、砲撃、雷撃※した。つづいてサーチライトが交錯するなか、彼我の激しい砲戦、魚雷戦となり、砲弾が落ちるたび、巨大な水柱が立った。私はこの旗甲板で、からだを固くし、鉄の手すりを強く握りしめるばかり……。この大海戦の帰趨がただどうなるかと、目を見張っていた。

結局、この海戦は翌日、翌々日までもち越したが、我がほうは戦艦「比叡」と「霧島」、駆逐艦の「夕立」と「暁」を失い、私の乗艦「朝雲」は無事であった。私がつい先頃まで世話になった「夕立」は被弾、航行不能となったため魚雷で処分、沈没させたが、吉川艦長以下乗組員多数は無事救出された。

以上のごとく、この「第三次ソロモン海戦」は米艦隊の損害も大きく、日米互角の夜戦で終ることとなった。

ニミッツの『太平洋海戦史』によれば、「第三次ソロモン海戦」は、米側からみると次のようである。

「ターナー提督は、索敵機の報告でガダルカナル飛行場に対する日本軍の砲撃艦隊の近接を知り、これを粉砕すべく、巡洋艦五隻と駆逐艦八隻を派遣、ダニエル・J・キャラガン少将指揮のもと、アイアンボトム水道※に進入させた。かくして三日間にわたるガダルカナル海戦※の幕が切って落とされた。日本側は阿部提督のもと、戦艦『比叡』『霧島』、巡洋艦一隻と駆逐艦一四隻を有していた。米軍にとって幸運だったことは、日本戦艦二隻の三六センチ砲弾が通常の海戦用の徹甲弾でなく、飛行場射撃用の弾丸だったことである。そうでなかったら、米軍艦隊は全滅を免れることは困難であったろう。

※ガダルカナル海戦——日本側でいう第三次ソロモン海戦。
※雷撃——潜水艦・航空機などによる魚雷攻撃。
※アイアンボトム水道——ガダルカナル島とサボ島の間の海面。

そしてまた、まさに開始されようとしている海戦に対し、まだほとんど準備ができていなかった。キャラガン提督は前方の敵情偵察に何らの手段を取らなかったうえ、戦闘計画も示さなかった。

彼は単縦陣の艦形をとり、巡洋艦部隊を中央にし、前部と後部とに駆逐艦を配備した。彼は重巡『サンフランシスコ』を旗艦として乗艦、次席指揮官であったスコットは軽巡『アトランタ』に乗艦したが、両艦ともレーダー装置は貧弱ないし、設備なしであった。

この夜は月明かりがなく、星が空にかがやいていた。キャラガン艦隊がアイアンボトム水道に進入し、ようやくルンガ岬の北海面に到着したとき、日本の阿部艦隊（『比叡』『霧島』の）が駆逐艦に先導され、アイアンボトム水道に南下してきた。両艦隊はほとんど衝突するような反航の針路で接近し、壮絶な夜戦が展開された。

この夜、三十分にわたる乱戦がくり広げられ、混乱の激しさは海戦史上にその類例をみないものである。各艦単独の、敵味方とも時に同士討ちをおかすという決闘となった。夜明けになってはじめて損害がいかにひどいかが明らかになった。日本側は二隻の駆逐艦を失い、阿部提督の旗艦『比叡』はサボ島沖で航行不能となり、沈没した。

キャラガンとスコットはその幕僚の大部分とともに戦死、米側は四隻の駆逐艦を失い、重巡『ポートランド』は航行不能となり、軽巡『アトランタ』は沈んだ。また軽巡『ジュノー』も被弾後、日本潜水艦の雷撃を受け沈没した。しかし、米艦隊は圧倒的優勢な日本艦隊と対戦、阿部艦隊は退却したのである」

以上が、十一月十二日夜の海戦であった。

そして十一月十四日、ソロモン水道を南下、ガダルカナルに向かう田中少将の日本艦隊があった。また近藤信竹提督は『霧島』と巡洋艦四隻、駆逐艦九隻を指揮し、南下しガダルカナルのヘンダーソン飛行場の砲撃に向かっていた。

これに対し、ウィルス・A・リー少将指揮の米軍艦隊は戦艦『ワシントン』と『サウス・ダコダ』および駆逐艦四隻で、サボ島のアイアンボトム水道へ入っていった。

この海戦で、『ワシントン』の四〇センチ砲弾と一二・七センチ砲弾は『霧島』に集中した。『霧島』は七分間に五〇発の命中弾を受け、行動の自由を失い、円を描きだした。ここで近藤提督は『霧島』に自沈を命じ、戦場を離脱した。

かくしてガダルカナル奪回の日本側の最後の企図は失敗に終わったのである。これ以後、山本長官は主力艦をソロモン諸島に派遣する冒険は敢えてしないようになった。」

私はこのあと、第二艦隊司令部の命令で乗艦を駆逐艦「五月雨」に変更され、昭和十八年二月、ガダルカナル島撤収作戦に加わることになる。

当時、ガダルカナル島には陸軍の一木支隊、川口支隊のほか海軍警備隊、設営隊が乏しい食糧とマラリヤに苦しめられ、最悪の戦況にあった。

内地帰還

私はミッドウェー海戦以来、ずっと第一線の激しい戦場にいた。そして駆逐艦「峯雲」での被弾で将校行李を失い、「夏雲」での沈没でさらにほとんどの持ちものがなくなった。乙骨菊枝との婚約で腕につけていたシーマの腕時計も海水が入り、錆びてしまった。

その私が駆逐艦「五月雨」の修理のため、横須賀に帰ることが決まった。期待していなかっただけに、父母兄弟に会えることがうれしかった。十一月の下旬である。内地は冬服の季節。冬の軍服は全部沈めてしまってないので、「五月雨」がトラック島に立ち寄ったとき、戦艦「大和」に行き、秋山清薬剤中尉の冬軍服を一着借用した。「大和」のガンルームで久しぶりに猪狩中尉、秋山中尉と歓談したが、この二人とも、私のきびしい戦歴にただ驚くばかりだった。

私は所詮、生きてかえれないと思っていただけ、この横須賀帰港は夢のようだった。内地には空襲がなく、安心して便所に入れるし、眠ることができる。そして、一年中夏の気候の前線にいた私には、内地の秋は何とも素晴らしい季節である。「五月雨」の乗組員たちもみな同じ思いだったようだ。

「五月雨」は単艦、一路横須賀を目指した。横須賀に入港したのは十一月二十七日、私は真っ先に、夏冬の軍服各二着を注文し、身のまわりの品を買い整えた。当時、中尉の月給は八〇円あまりだったが、これに戦時加俸、航海加俸※などが加わり、八月に呉軍港を出撃以来、たまりにたまって七〇〇円以上あったろう。これらの買物にはまったく不自由しなかった。

当時、私の家は中央線の東中野駅から歩いて五分ほどのところにあった。私は借りものの軍服で、横須賀の逸見桟橋に上陸し、すぐ目の前で国鉄横須賀駅から横須賀線に乗る。東京駅からは中央線で東中野に向かった。

「五月雨」は修理が完了次第、再びガダルカナルの激戦に戻るはずだったから、私にと

※**航海加俸**——内地から離れる距離にしたがって増える。

っては、車内のすべての乗客たちも、道行く人も、これが最後の見納めと思われ、以前とはまったく違う親しさ、声をかけたい親近感を覚えていた。

横須賀線の車窓を過ぎていく内地の風景、丘や畑、樹々や道路、そして空まで、「全部が日本なのだ」——といとおしく思われた。そしてついこのあいだまで、赤道を越え、故国を遠く離れた南海で、死線のあいだを彷徨していたことがウソのように思われる。入れかわり、立ちかわり、都会の人が電車のなかに吸い込まれ、また出て行く。私がたったいま、ソロモン海の激戦地から帰ってきた人間であり、無量の感慨にふけっていることなど、誰ひとり知るものがいない。

私は中央線の東中野駅で降りる。電灯がともりはじめた家々から、夕餉(ゆうげ)の支度の音がする。女が通る。喫茶店からはレコードの音が聞こえてくる。

私はこれから帰る我が家の父母、そして兄弟の顔を想像する。みんな、まさか私がいま、この東中野から我が家への道を歩いているとは夢にも思っていないだろう。どんなにびっくりすることだろう——。

私は歩いてすれちがった人、店の人たちのすべてに、以前には感じたことのない親しさ、いとおしさを感じ、声をかけたい思いであった。駅から我が家までの見なれた道も、一軒一軒の店や家、どれも、いつまでも見ていたい気持であった。

私の突然の帰宅に家族たちが驚いたことはいうまでもない。家族たちにいま、ガダルカナルで苦戦している話をするわけにはいかない。ミッドウェー海戦の話もしてはならないことであった。私も家族も、こうして一緒にいられる時間をありがたく思い、私は畳と布団の感触をなつかしんだ。

乙骨菊枝とは、彼女が奉職していた皇居の呉竹寮から外出できなかったため、逢えずに終わった。岳父・乙骨半二（控訴院検事。「シーメンス事件」で鬼検事といわれた）はこれを、「雲の上と海の上とでは、逢えないのはあたり前だね」となぐさめてくれた。「シーメンス事件※」は「ロッキード事件※」に匹敵する大正時代の海軍高官の疑獄事件である。岳父・乙骨半二は厳しさの半面、酒仙※の風格をもった江戸っ子で、『海潮音※』で有名な上田敏といとこ同志であった。

※**シーメンス事件**――大正三年海軍の高官が兵器発注にからんで、ドイツのシーメンス・イギリスのビッカーズ両社から賄賂をうけとっていたことが発覚。この汚職事件により山本内閣は総辞職した。
※**ロッキード事件**――アメリカの航空機メーカーのロッキード社が、航空機の売り込みのため田中角栄首相はじめ日本の政財界の要人に対して巨額の金を渡した汚職事件で昭和五十一年に発覚。
※**酒仙**――俗事をはなれ、心から酒を楽しむ風格ある酒飲み。
※**海潮音**――明治三十八年刊行の上田敏の訳詩集。日本に象徴詩をおこす有力な一因をつくった。

あっという間に時間が過ぎる。明朝、横須賀を見下ろせる丘の上に立てば、私の「五月雨」がソロモン海域へ向け出撃して行くのを見ることができる――と母に告げたい思いを抑え、翌朝、私は我が家をあとにした。

ガダルカナル島撤収作戦

この第三次ソロモン海戦のあと、大本営陸軍部作戦部長の服部卓四郎大佐が副官一人を伴い、ガダルカナルの現地視察のため、私の乗艦「朝雲」に乗ったことがある。この現地視察のあと、ついに大本営はガダルカナル島の撤収を決定した。

このガダルカナルの攻防戦で、日本軍は三六、〇〇〇名のうち一五、〇〇〇名が戦死または行方不明、負傷九、〇〇〇名、捕虜一、〇〇〇名であった。米軍は六〇、〇〇〇名のうち一六、〇〇〇名戦死、四、二〇〇名が負傷した。

ニミッツ提督の太平洋海戦史によると、「日本軍は三回にわたり二〇隻の駆逐艦で夜間高速でスロット往復し、なかば飢餓状態にあった一二、〇〇〇名の守備隊生存者を撤収し、パッチ将軍の主力部隊が進撃したときは、獲物はすでに網から洩れてしまっていた。」とある。

私はこのガダルカナル最後の撤収に、駆逐艦「五月雨」で参加した。その第一日、二月一日、僚艦とともにショートランド基地を最大戦速で出撃する。なじみ深いソロモン群島の内海を南下、やはり二度にわたり米軍機の急降下爆撃を受けるが、幸いに被弾する艦がなく日没を迎え、やがてガダルカナルの大きい島影が見えてくる。

エスペランス沖でエンジン停止。

「内火艇、カッター出せ」——と艦内が急に慌ただしくなる。私はこれから収容する陸軍の兵、飛行場建設にあたった労働者たち、いずれも栄養失調とマラリヤで衰えているだろうと予想しつつ、大発※や内火艇の到着を待った。

駆逐艦のラッタル※は低い。私はこのラッタルから上がってくる陸軍の将兵たちを一人ひとり受けとり、点検した。上がってくるそのすべてが例外なく青ぶくれ、あるいは青く痩せこけていた。そしてこの一〇段ほどの低いラッタルでさえ、上がるのがやっとだった。

※**大発**——大型発動機艇のこと。

※**ラッタル**——軍艦は上甲板、中甲板、下甲板、と何階にもなっており、その各甲板をつなぐ階段がラッタルである。通常細い鉄製の梯子であり、左右にパイプの手摺りがある。傾斜はかなり急勾配、潜水艦の場合は垂直である。碇泊中の艦は陸上や他の艦と往復する内火艇に乗降するため、舷側に移動式のラッタルを張り出す。

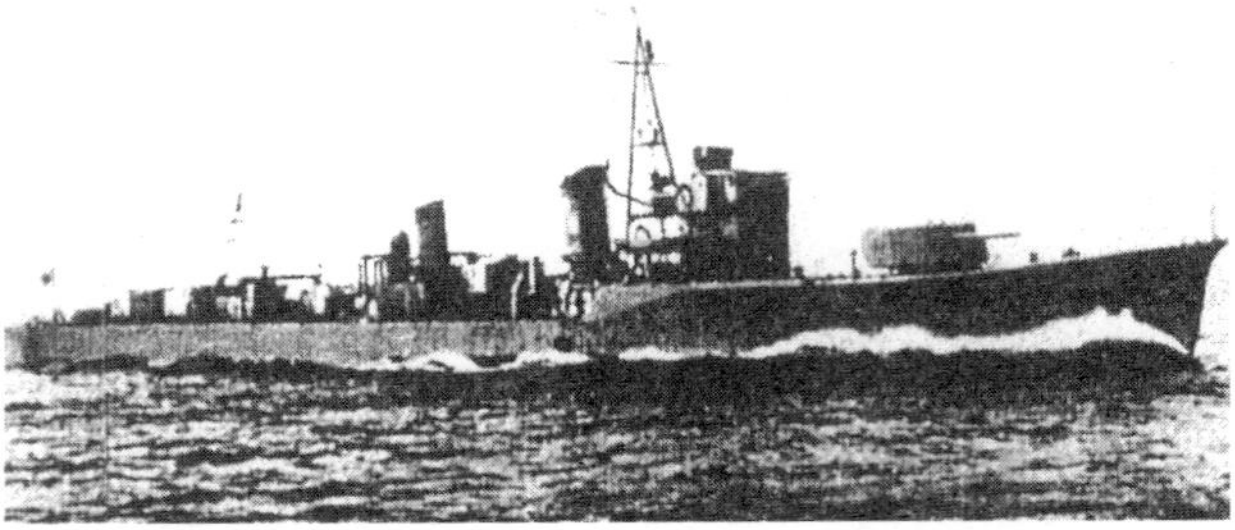

駆逐艦「五月雨」（1,685トン）

軍医である私は、この陸軍の将兵たちの健康状態を知っている必要がある。しかし、何百という人数を短時間に診察することはできない。私はこの全員の顔つきを見、脈拍だけを調べた。誰もが栄養失調とマラリヤにやられていたから、生命の危険のあるものだけ選びだそうと考え、脈の弱いものだけ、衛生兵に後部上甲板の一角に収容させた。

真っ暗なガダルカナルの沖合いで、「五月雨」の甲板に横になり、息もたえだえの兵隊、「これで助かったぞ、内地へ帰れるぞ」――と叫んでいる兵隊、そして後から後から、いろいろな兵隊たちがラッタルを上がってくる。

脈が細く弱く、ほとんど口もきけない兵隊がいる。衛生兵にこの兵たちの名前だけ記録させたが、このなかから、ショートランド基地までの三〇〇カイリ、十時間の航行中に数名の死亡者が出た。

私はこのガダルカナル島の黒い島影のなかに、この駆逐艦までたどりつけず、衰弱のためガダルカナルに置き去りとなった兵隊たちがいるに違いないと思い、胸が痛んだ。

日本軍はできるかぎりの人員撤収のため、我々駆逐艦をガダルカナル島に三往復させた。この撤収の状況を陸軍第三十八師団、大隊長大根田安平少佐の手記は次のように伝えている。

「二月一日、晴、ジャングルは第一次乗船部隊の乗艦準備で慌ただしい。本夜半、我が駆逐艦によって輸送されるのである。連隊長東海林大佐は軍旗とともに乗船することになった。二十一時頃、乗船開始、エスペランス沖に待つ駆逐艦の青い光がみえる。乗船は数十分で完了した。残留する我々の心境は複雑だった。

二月四日、晴、今日も第二次乗船準備で慌ただしい。第一線から引きつづき撤退者が三々五々集まってくる。背中に大きな天幕の荷物を背負って、病躯を杖で支えてきたものがいる。その理由を尋ねると、『私の部隊はほとんど全滅しました。私の分隊も私一人を残して全員戦死してしまいました。生き残った者の義務として、私はここに戦友の形見と骨を持ってきたのです。なんとしても故国に送りとどけねばならないと信じ、やっとここまでやってきました』といって涙をこぼした。私は彼の美しい戦友愛に強く心を打たれた。そして第二次撤収は夜半、無事完了した。

二月七日、晴、今夜いよいよ撤退最後の日である。粛として声なく、緊張の極に達している。二回にわたる撤収は見事に成功したが、残された我々は今夜撤収する。我々を掩護するものはいない。乗船地をカミンボに移したのも、敵の裏をかくためである。今夜の集結におくれたら、戦場に残されてしまうが、ジャングルのなかには病気で動けない者も少なくないであろう。それがしきりに気にかかった。

我が駆逐艦の到着は今夜二十一時の予定である。時間の長さをつくづく感ずる。私は全員に指示した。『成功は確実だ。安心しておれ。沖合に駆逐艦が到着すれば、青い光を発するから、速かな発見に努めよ』と。二十時三十分頃、暗黒のなかから突然、猛烈な機関銃の射撃音がおこった。そのとき沖合に青い光が認められた。敵弾のなかを大発に移乗、ついに我々は駆逐艦の舷側についた。海兵に助けられ、やっとラッタルをのぼり、乗船することができた。駆逐艦は暗い夜の海を全速力で走り出した。」（『実録太平洋戦争2』中央公論社）

かくして悲劇のガダルカナル攻防戦は終り、大本営はガダルカナル島の名誉ある撤収を完了したと発表した。

このガダルカナル撤収作戦は二月一日、四日、七日の三回行なわれ、一二、〇〇〇名の命を救うことができ、苦しいガダルカナル攻防戦の幕を閉じた。大本営はガダルカナル島の「名誉ある転進」を完了したと発表したが、私が見たのは生死をめぐる悲劇そのものであった。

このガダルカナル島撤収の終わりに、私は次の辞令「第六艦隊司令部附」を受けた。第六艦隊は潜水艦の艦隊で、「潜水艦に乗れ」ということである。辞令は少し前から届いていたが、「五月雨」の艦長から、この危険な撤収作戦が終わるまで「五月雨」に乗艦していて欲しいといわれ、私はこれに従った。

それで昭和十八年二月七日、第三回、最後の撤収を終えたあと、私は「五月雨」乗組員の帽振る※なか、ショートランド基地からラバウル経由、トラック島の第六艦隊司令部へ向かった。

後年、私はこのときの私の「五月雨」退艦について記録があったことを発見して驚いた。それは、須藤幸助著『駆逐艦五月雨』(朝日ソノラマ、一九八八刊)で、次のように述べてあった。

※**帽ふれ**——海軍における別れの挨拶。軍艦がいざ出撃というとき、転勤で今まで一緒にいた士官が、内火艇で艦を去るときなど、「総員見送りの位置につけ」の号令で見送るものが甲板に出て、「帽振れ」の号令で、お互いに帽を脱ぎ、振り合う。特攻機や潜水艦出撃を見送る帽振れは心が重いものであった。

「乗っていた軍医中尉が退艦した。この軍医中尉の退艦を皆が気にしている。彼が去ったあとの駆逐艦が、これまで三隻、沈没したり大破したりしているというのだ。兵隊は御幣※をかつぐのが好きだ。艦が沈むのは少しも彼の責任ではないけれども、彼の去ったあとあとと、沈むところに彼の巡りあわせがある。私も同様に気にしていたかと思う。」

須藤幸助氏はこのとき、「五月雨」に四年近く乗っていて、海軍二等兵曹で「ぬし」のような下士官だった。

私はこれを読み、夢にも思っていなかったことで驚いた。軍医である私は、ミッドウェー海戦以来、乗艦するたび、その艦で歓迎され、なじんできた。事実、現在でもそう思っているが、このときのように、私が去っていくとき、ことに私が退艦したあと、軍医がいない艦の場合、乗組員たちがどんな気持になるか、考えたことがなかった。そしてこの文章が、厳しい戦場の兵員たちの気持をよくあらわしているだけ、申し訳ないことをした気持になった。くる日もくる日も生死の関頭に立っていると、誰しも、頼れるものを求めざるを得ないのである。

「伊一七五号」潜水艦に乗り組む

私はこうして「五月雨」を退艦し、ラバウルを経由してトラック島在泊中の巡洋艦「香取」にいる第六艦隊司令部に向かった。

ラバウルは、ニューブリテン島にある現地人パプア族の町、温泉が出る。太平洋戦争最南端の基地で、陸海軍部隊がおり、飛行場があった。私はこのラバウルに二泊し、トラック島に向かった。第六艦隊司令部には、築地の軍医学校時代の指導教官・猪初男軍医大尉がおられた。猪大尉は洗練された品格と親しさのある、兄のような指導教官だった。

この猪大尉から、「よく無事でいたな」と、これまでのガダルカナルの戦いをねぎらわれ、私は現在横須賀で修理、訓練中の「伊一七五号」潜水艦に乗艦するよう指示された。一〇、〇〇〇トンの重巡から駆逐艦、そしてついに潜水艦に乗り組むことになった。

私の父は、「悪運に恵まれた友二郎も、今度こそ駄目かと思った」――と戦後語って

※御幣（ごへい）――紙または布を串にとりつけた神祭用具のことで、御幣をかつぐとは縁起をかつぐことをいう。

くれた。

同期の戦死割合が三五％であるのに対し、潜水艦乗組軍医の戦死率は五〇％を超える。

昭和十八年三月、私は横須賀海軍工廠で修理中の「伊一七五号」潜水艦に着任した。「伊一七五号」潜水艦は「海大型」と呼ばれる一、四〇〇トンばかりの中型潜水艦で、昭和十三年、三菱造船所で建造された性能のよい艦である。

この「伊一七五号」は、開戦時はハワイ沖に、のちミッドウェー海戦にも参加、次いでシドニー沖に進出し、イギリス船、フランス船などを撃沈、ガダルカナルの作戦にも参加し、十八年一月、修理のため横須賀に帰っていた。

艦長は田畑直少佐。腕のよい名艦長といわれ、乗組員の信頼を集めていた。先任将校は海兵六十六期の一條次郎大尉、航海長は六十九期の竹内釼一中尉、砲術長が七十期の名和友哉中尉であった。

初めて乗り組んでみて、潜水艦は息がつまりそうに狭く、窮屈であった。艦内は夜行列車の車内にいる感じである。中央に通路があり、左右の幅も客車の幅程度で、うす暗い電燈、士官室といっても両脇に二段ベッドがあり、中央のテーブルをはさみ、長椅子が向き合っているだけである。私の定位置はここであり、二段ベッドから起きだして椅子に坐り、食事をし、夜になるとまたベッドに入る。私はもっぱら士官たちと雑談するばかり、すぐ兄弟のように親しくなった。

私の前任者、重藤俊夫軍医中尉は開戦当時、ハワイ沖でこの士官室のテーブルを手術台にして、急性虫垂炎の手術をしている。当時、このことが「ハワイ沖、潜水艦内の盲腸の手術」として新聞に大きく報道された。艦内に重藤中尉が使った手術器械が箱に納められ、保存されていた。前任者のおかげで、私は乗組員から多大の敬意と親近感をいただいた。

潜水艦の修理が終わり、潜航訓練が始まった。田畑艦長の号令で「急速潜航」をくり返す。艦橋にいた数名の下士官兵が「ハッチ」に飛び込み、急いでハッチを閉め、艦は前のめりになって沈んでいく――。

「深度一〇」――すなわち一〇メートルの深さに潜航した。この深さに沈むと艦はまったく揺れない。ハッチの閉め間違いがなく、今回は無事だったと思う。そうすると急に眠くなってくる。音もなく静かである。この訓練をくり返した。

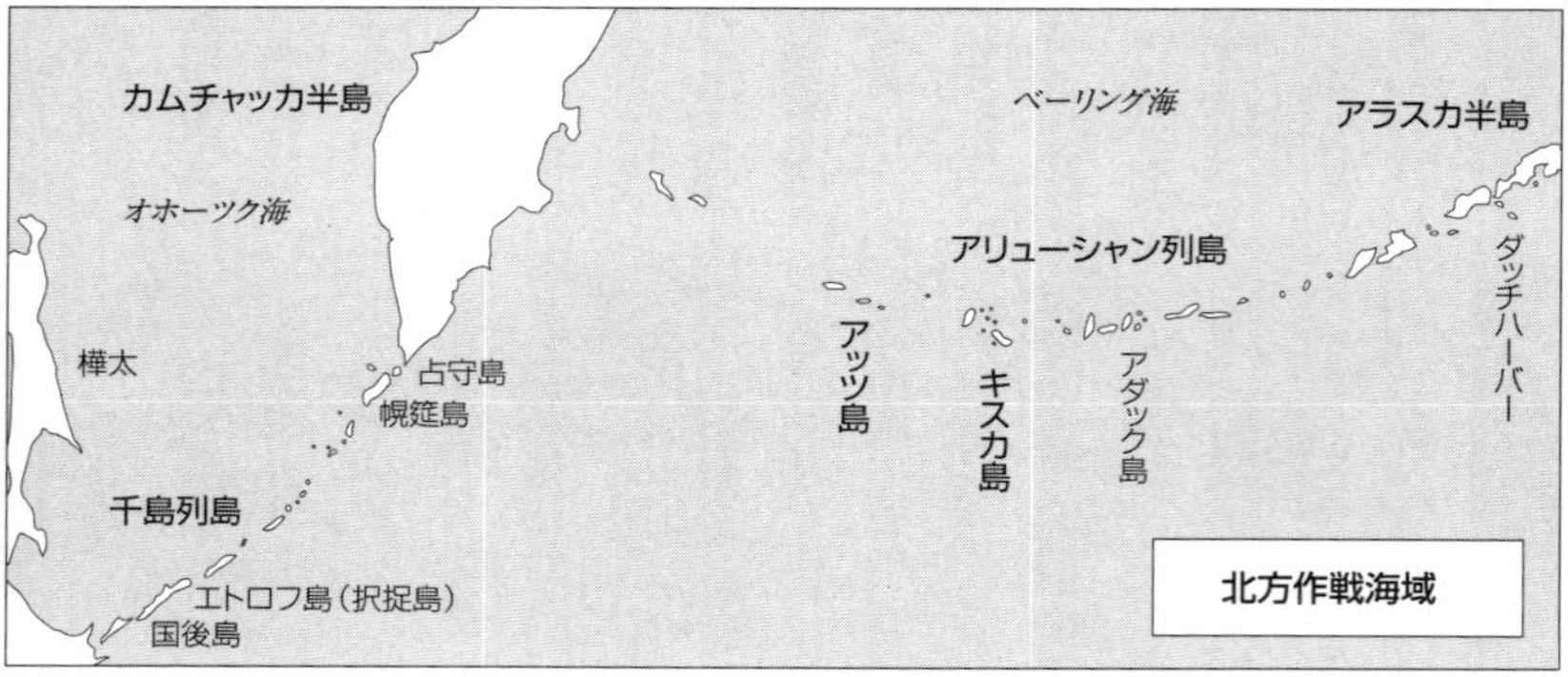

北方作戦に参加

「伊一七五号」はこのあと呉軍港に回航し、軍需品、食糧、防寒具を積み込み、昭和十八年五月中旬、日本海を北上し、千島列島※最北端の占守島、幌莚島間の北方基地に進出した。当時、五月十二日、アメリカ軍がアッツ島に上陸し、五月二十九日、山崎部隊長以下アッツ島が玉砕した。そして、キスカ島の日本陸海軍将兵は孤立していた。

「伊一七五号」潜水艦は、ほかの数隻の潜水艦とともに、このキスカ島に対する物資補給のため行動した。

五月の北海の風は冷たい。占守島は当時、我が国最北端の島であった。私はどんな島かと、先任将校の※一條大尉、竹内、名和中尉らと内火艇で占守島に上陸してみた。島には背の低い這松、そして雑草が茂るだけ、人っ子ひとりいない。寒風が身にしみる。

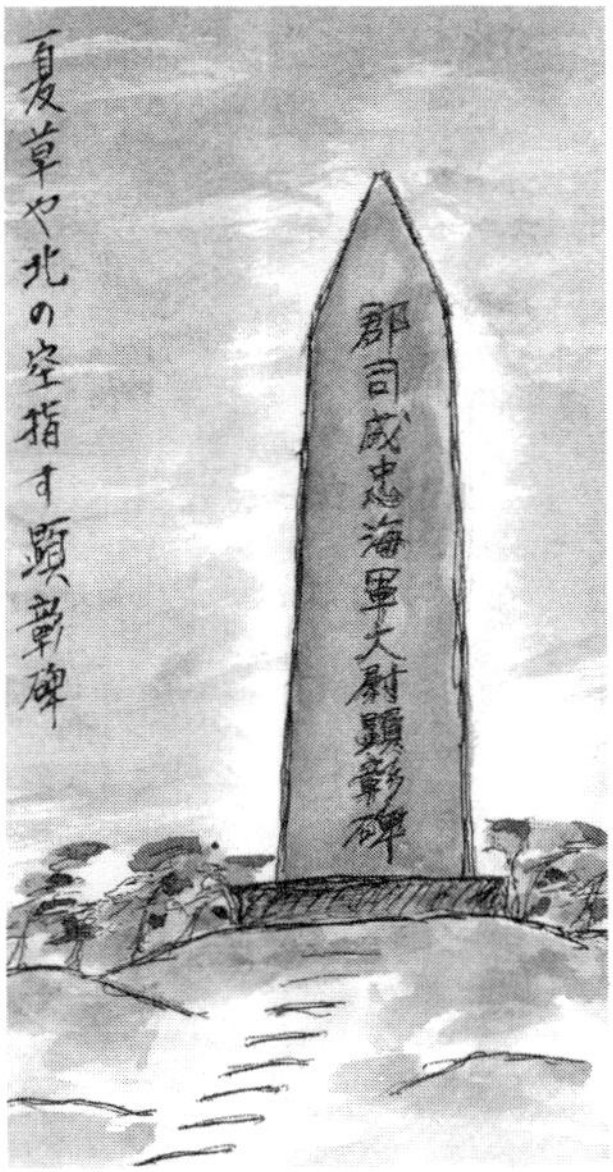

郡司成忠海軍大尉顕彰碑。「夏草や北の空指す顕彰碑」（著者作）

少し小高い丘に寒空に向けて、細く高い石塔が立っていた。「郡司成忠海軍大尉顕彰碑」と記してある。この郡司大尉は明治三十六年頃、北方守備、千島開発に尽くした海軍軍人で、幸田露伴の兄にあたる。

後年（昭和五十五年）、私は幸田文さんと「医師と患者のことばについて」（191頁参照）の題で対談したことがあるが、幸田文さんによれば、文さんはこの伯父、郡司成忠大尉の来訪をいつも待っていたという。郡司大尉は豪快で、話が面白かったらしい。

※**千島列島**――北海道本島の東端からカムチャツカ半島まで連なる全長一、二〇〇キロの列島。二四の島からなる。幕末の時代、高田屋嘉兵衛がロシヤに連行されるなど、千島列島を介してロシヤと日本は交易関係でしばしば紛争を起こした。明治三十七、八年の日露戦争で、樺太南部と千島列島全体が日本領となったが、第二次大戦後、樺太も千島列島もソ連領となった。日本は北海道にもっとも近い北方四島を、我が国本来の領土として返還を要求している。最北端の島を占守島という。

※**先任将校**――軍艦の指揮系統の一番上は艦長である。その艦長が戦死した場合は、その次に上席の兵学校、機関学校の士官が指揮をとる。通常、兵学校出身者がこれに当り、不在の場合だけ機関学校出の士官が代行する。軍医は指揮系統に入らない。この指揮系統で、艦長の次の立場にいる士官が先任将校と呼ばれる。

「キスカ島全員撤収」――奇蹟の作戦成功

日本軍がアッツ、キスカ両島を占領したのは昭和十七年六月、アッツ島は占守島から東へ一、〇〇〇キロメートル、キスカ島は東へ一、二六〇キロメートル。当時、すでにアメリカの制空権下にあった。

「伊一七五号」は十八年五月下旬と六月中旬、二度にわたりキスカ島に接岸、物資を補給することができた。しかし、これは海図もろくになく、曇天つづきで天測のできないなか、多くの困難を克服しての航行であった。この時期、同じ行動をした僚艦、「伊七号」「伊九号」「伊二四号」は、霧のなかからの米軍艦砲射撃で沈没している。キスカ島守備部隊は、もはや撤退するほかなかった。

七月二十九日、木村昌福司令官（ミッドウェー海戦のとき、私の「鈴谷」の艦長だった）率いる軽巡二、駆逐艦一一隻の水雷戦隊は米軍の優勢な艦隊の目前で、霧のなかの「奇蹟の作戦」を展開、キスカ島守備将兵全員を無事撤収させることに成功した。私にとって親近感がある木村昌福少将のすぐれた指揮によるが、同時に天運に恵まれた奇蹟であった。

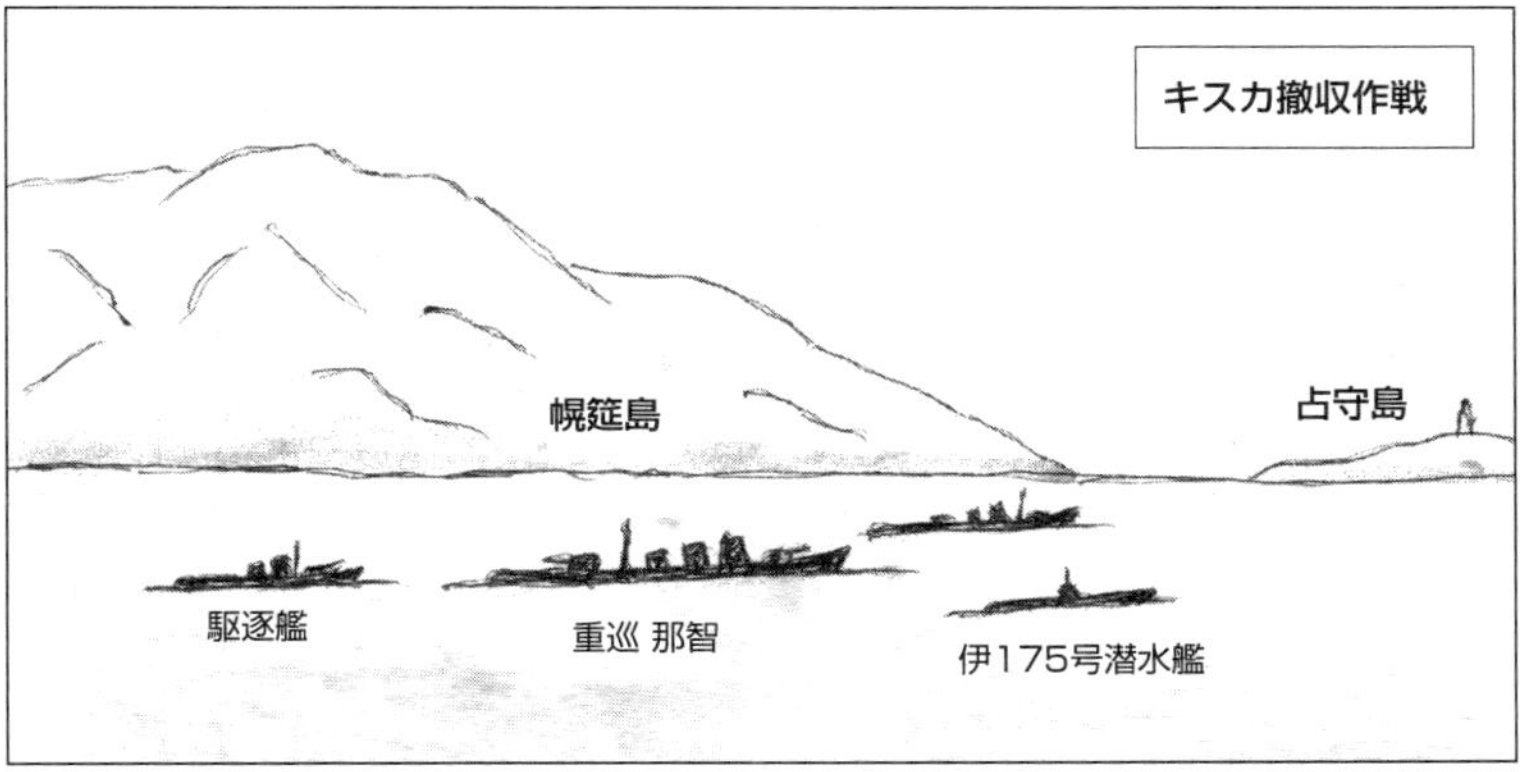

以上の北方作戦を終えた「伊一七五号」潜水艦は母港、呉軍港に帰り、呉海軍工廠で修理、整備を行ない、八月いっぱい、瀬戸内海で訓練を行なった。その間に士官の異動があり、竹内、名和中尉が転出、代わりに旗島、眞下中尉が乗艦してきた。この新しい航海長、砲術長も快活な人柄で、すぐ艦の気風に溶け込んだ。

九月はじめ、「伊一七五号」はトラック島に進出した。トラック島はこれまでミッドウェー海戦の帰りと、第六艦隊司令部に着任のときとの二度、立ち寄った島で懐かしい。

この時、このトラック島の海軍施設部に嘱託医として、私たちと同じ昭和十六年十二月に東京大学医学部を卒業した高橋晄正氏がきていた。「伊一七五号」とともにトラック島にいた「伊一六九号」の軍医長の黒田恭一中尉が同じ東大卒であったので、黒田中尉から高橋晄正氏を紹介され、椰子の木の下で話に花を咲かせた。

この高橋晄正氏は足が不自由なため、兵役がなく、卒業と同時に東大の物療内科に入局、増山元三郎博士から新しい「数理統計学」、「推計学」をしっかりたたき込まれていた。それで我々の話は自然にこの革命的な推計学に関するものとなり、当時トラック島にいた軍医たちで、高橋晄正氏から講義を受けることになった。合計三回だったか、難解ながら、これからの医学研究を支える大切な方法論として、椰子の木の下で戦争を忘れ、勉強したのだった。

この新しい数理統計学は、古い大数を調べる統計学と本質的に異っていた。小数でも質のよい標本を集め、これに基づいて母集団、全体を推測するもので、我が国では昭和十六年頃から、増山元三郎氏らにより啓蒙され始めていた。

この統計学がその真価を発揮するのは太平洋戦争後であり、我が国に「デミング賞※」が設けられ、広く科学研究、市場調査、品質管理に大きい貢献をし、今日に至っている。したがって、この推測統計学の黎明期——昭和十八年に戦塵のなか、トラック島の椰子の木の下で若き軍医たちがこれを学習したことは、太平洋戦争の歴史のひとこまとして記録したいことである。

通商破壊作戦に向かう

このあと間もなく、昭和十八年十月十六日、「伊一七五号」潜水艦はハワイ周辺の通商破壊作戦※に向かい、黒田恭一軍医大尉の「伊一六九号」潜水艦はフィジー島作戦に向け、トラック島を出撃した。

「伊一七五号」は約一ケ月、ハワイ島周辺で、アメリカの軍艦、商船との遭遇を待ち、昼間は潜航、夜間は浮上をくり返したが、ついに米艦船との出合いはなかった。そして、第六艦隊司令部からの「トラック島へ帰投せよ」との電報で帰途についた。

このトラック島に向けての航行中、十一月二十一日、米軍がマキン、タラワ両島に上陸作戦を開始したため、「ただちにマキン島に急行せよ」――の命令を受けた。

当時、マキン島には海軍特別陸戦隊七〇〇名が、タラワ島には柴崎恵次少将を隊長とする横須賀第三根拠地隊五、〇〇〇名が陣地をつくっていた。

米軍は十一月二十一日、両島に対し、戦艦の艦砲射撃、爆撃機からの激しい爆撃、機関砲攻撃を行ない、実に四、〇〇〇トンの砲弾、爆弾をつぎ込んだという。それで、も

※**通商破壊作戦**――物資の輸送をおこなう船舶を攻撃して、海上輸送を寸断する作戦。
※**デミング賞**――アメリカの統計学者ウィリアム・デミングを記念して設けられた日本の品質管理に関する賞。一九五一年設立。

はや一人の日本兵も生存していないと思われるなかで米軍の上陸作戦が開始され、両島はたやすく陥落すると思われた。

しかし、「テリブル・タラワ」※の言葉が示すように、日本軍は生きており、米軍はその苛烈な砲火にさらされ、一、〇〇〇名の戦死者、二、三〇〇名の負傷者を出し、攻略に五日を要した。

しかし、米軍の重火器、火焔放射器の激しい攻撃に、柴崎恵次少将もついに玉砕を決意、十一月二十五日、最後の突撃を行ない、戦いは終った。

米空母撃沈――爆雷攻撃にさらされる

当時、第六艦隊司令部は出動可能なすべての潜水艦をマキン・タラワ海域へ急行させていた。

「伊一七五号」潜水艦がマキン島に到着したのは十一月二十五日未明であった。我々はマキン・タラワ両島の戦闘がどうなっているか、心配であった。マキン島は東経一七〇度附近で、その未明は日本時間の午前一時頃である。ようやく海の上が明るくなりかけたとき、田畑艦長は潜望鏡で一隻の空母と数隻の輸送船を発見した。「伊一七五号」は直ちに襲撃行動に入り、乗組員全員「今日このとき」と緊張は極に達した。

田畑艦長から伝声管で「これから敵空母を攻撃する」と告げられた。全乗組員が配置についており、私は定位置である士官室の椅子に、たったひとりで腰かけ、生れて初めての異常体験を前に、極度に緊張していた。田畑艦長と一條先任将校は潜望鏡の下、司令塔室におり、士官室からほど近くであった。

午前二時十分、田畑艦長の号令で、前部発射管から四本の魚雷が米空母に向け発射された。それからの息をのむような数十秒、すべての乗組員が祈るような気持で命中の轟音を待った。しかしそれは、なかなか聞こえてこなかった。誰もが、もう駄目だったか、と思いはじめたそのとき、相次ぐ三つの大音響が海中の艦内に響きわたってきた。

ニミッツ提督の『太平洋海戦史』によると、「マキン島戦闘の最大の損害は、上陸した陸上部隊ではなく、これを支援した艦隊の乗組員であった。二十五日、同海域に到着した日本潜水艦の魚雷によって、護衛空母『リスカム・ベイ』は飛行機用爆弾の誘爆のため、艦体は切断され、乗組員九〇〇名のうち六五〇名近くが死亡した。」と記されて

※**テリブル・タラワ**――マキン・タラワ両島の戦いが激戦であったため、アメリカ海兵隊はテリブルタラワ（恐怖のタラワ）と呼んだ。

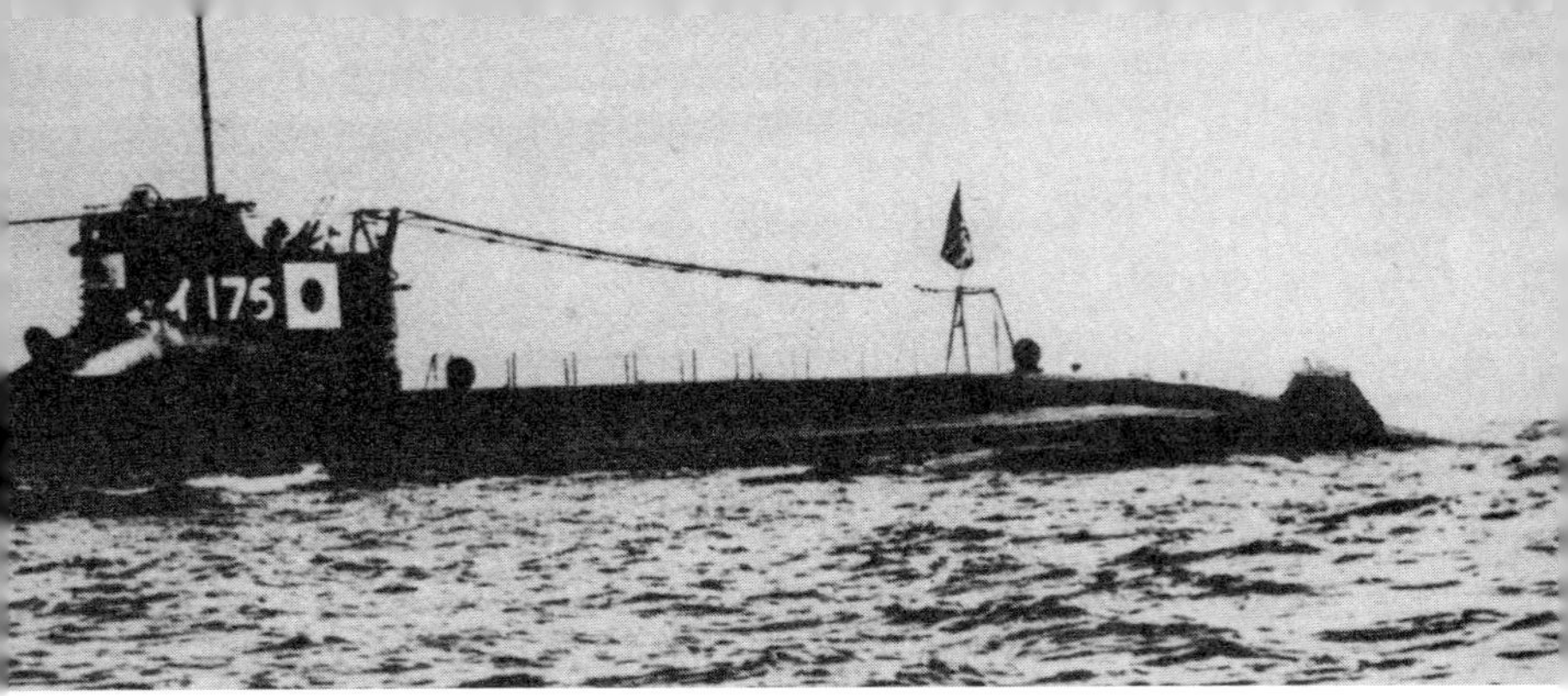

いる。

「伊一七五号」はこの輝かしい戦果をあげたが、当然の反撃として駆逐艦からの爆雷攻撃を受けなければならない。あとはただ、深く潜行し、音をたてず、じっと待つしかない。「伊一七五号」の安全な潜航最大深度は八五メートルであるが、ただちに一〇〇メートルまで沈降し、無音潜航に入った。そしてもし日没まで無事でいることができれば、米駆逐艦の爆雷攻撃も終わり、生きのびることができると思われた。

しかし、米空母を撃沈したのが黎明だったから、丸一日、じっと爆雷攻撃に耐えていかなければならなかった。何もせず、小さい音もたてず、ただじっと待つのはつらいことである。しかし、乗組員全員の命を懸けているので、艦内はおどろくほど静まりかえっていた。

こうして一時間、二時間と、何ごともなく時が過ぎた。まだ駆逐艦が攻撃してくる様子がない。しかし、必ずいつかやってくる。そのときはいったいどうなるのだろう。頭のなかはただそのこと

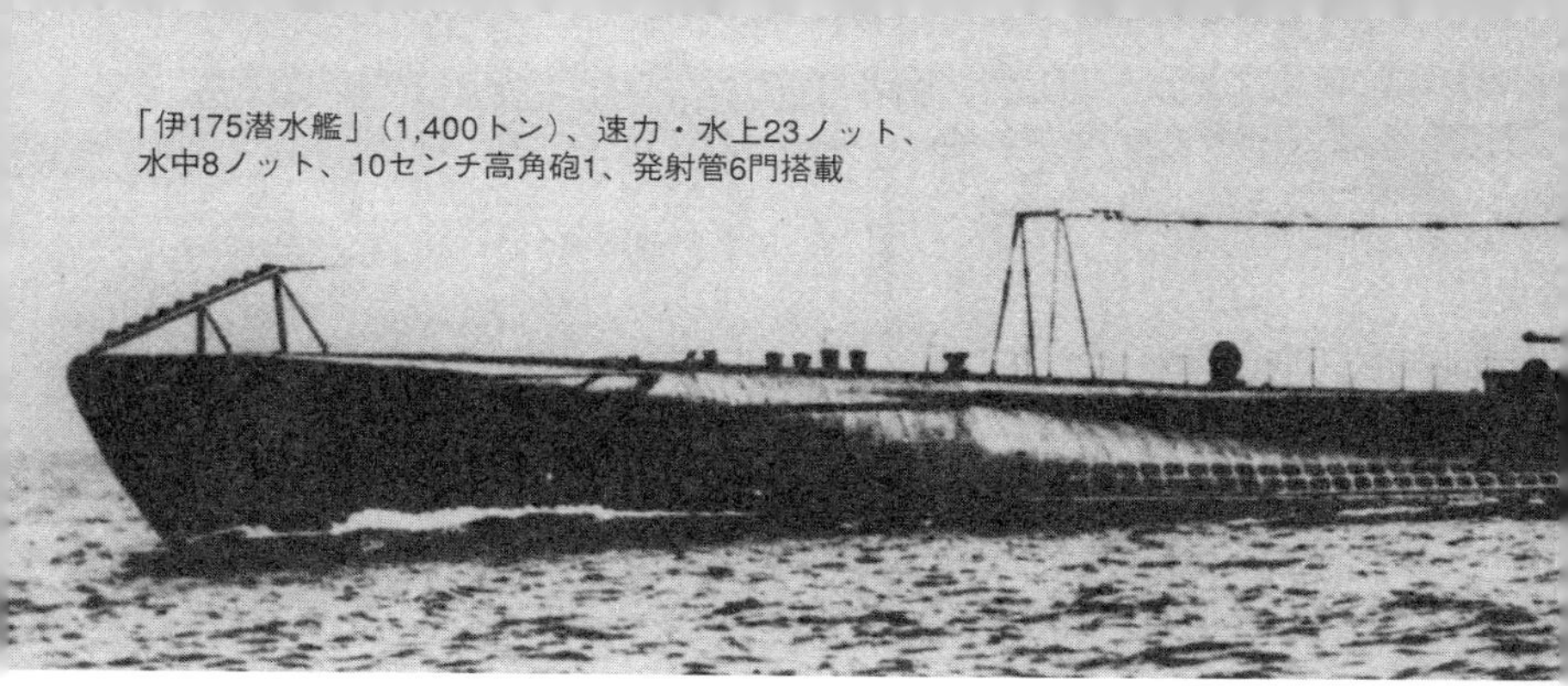

「伊175潜水艦」(1,400トン)、速力・水上23ノット、
水中8ノット、10センチ高角砲1、発射管6門搭載

だけに固着して、ほかのことは何も考えられない。精神がこわばった、強直した状態である。

私は艦内に二冊の本を持ち込んでいた。一冊は内田巌著『絵画の美』、もう一冊は毎日新聞社刊の『法隆寺の壁画』である。どちらも色刷りの絵と写真が多く、心を慰めてくれる本である。私は士官室のテーブルの上に開いたが、このときはいっこうに絵も写真も心にしみ込んでこず、字を見ても上滑りで、内容が伝わってこなかった。いつ「ドカン」とくるか、ただ、「どうなるか」だけが頭のなかを占領していた。

この日は夜明けに雷撃したため、乗組員は前夜から食事をしていなかった。時間がたち、米駆逐艦の反撃の気配がまったくなかったため、田畑艦長は主計兵に戦闘配食※を命じた。午前四時頃である。この配食のため、主計兵は各隔壁のあいだのハッチを開閉し、配食用の金属函を持ち歩いた。これが音源として敵に聴音さ

※**戦闘配食**——乗員の戦闘配置が長時間におよぶ場合に通常の配食ができないための応急措置。食器は使えないので五目寿司やかやくご飯を握ったものが多く用いられた。

れたか否かは不明である。

しかし、それからしばらくして、艦内の聴音器が米駆逐艦二隻のスクリュー音をとらえた。そして爆雷を落としはじめたが、その音はまだ遠く離れていて、我々はまだ大丈夫だと思っていた。それが午前四時三十分すぎ、頭の上でなにか「シュッ、シュッ」と音がしたと思った瞬間、艦は突然はげしい衝撃で上下に揺さぶられ、電灯は消え、棚から物が落ち、艦内が真暗となった。とっさに頭に浮んだことは、これで「沈没」ということであった。深さ一〇〇メートルの水圧で、破損個所からどんどん海水が入っているに違いない。この海水が艦底のバッテリーに入れば塩素ガスが発生するだろう。いずれにしても遠からず、私の息の根を止めてくれるに違いない。これらのことが頭を駆けめぐった。

しかし幸いにも、紙一重の差で沈没をまぬかれた。熟練した下士官たちの応急修理で、破損個所の侵水をくい止めることができ、修理によって艦内の電灯が再び点灯された。しかし、頭上の米駆逐艦からの爆雷攻撃がつづく。スクリュー音が近づくたび、司令塔室から伝声管で「また爆雷がくる」と伝えられ、全員、そのたびどうなるかと、身をかたくし、無事を祈った。

このことがさらに何回も、何十回もくりかえされた。私はまた、二冊の本を開いて気持をまぎらわせようとしたが、やはりだめだった。ミッドウェー海戦からガダルカナル攻防戦、そしてキスカの作戦と、いくたびも危険に遭遇し、被弾もしたが、今度こそいよいよだめだと思った。

死ぬことがいやとか、こわいという感じでなく、今か今かと最後のときを待たされていることが、息もつまりそうであり、その時間が長いことがやり切れなかった。

潜望鏡の下の司令塔室にいる先任将校、一條大尉の使いの水兵が士官室へやってきた。一條大尉がベッドに置いてきた「軍刀をもってこい」と命じたという。誰もが心の支えを求めていたのだ、と思った。また、最期のとき、自らのどを突くためであったかも知れない。私も自分の軍刀を脇に置いた。

米駆逐艦からの執拗な爆雷攻撃はこうして七時間あまりつづき、「伊一七五号」潜水艦は三十数発の至近弾を受けた。しかし、ついに沈没をまぬかれた。日本時間の午後二時すぎ、米駆逐艦のスクリュー音は次第に遠ざかり、やがて現地海上は日没を迎えた。

田畑艦長以下九〇名、全員は極度の緊張から解放された。全員、艦長の「メインタンク・ブロー」※の号令を聞き、艦の動きを見守った。「伊一七五号」はいつものように、

※**メインタンク・ブロー**――メインタンクの海水を排水し、浮上する号令。

ゆっくりと浮上しはじめた。

我々はついに、夜の太平洋に浮上した。ハッチを開き、星空の下で胸いっぱいきれいな空気を吸ったとき、みな一様に死の渕から帰った喜びをかみしめた。生還した――。

艦橋に出て、上甲板をみると、艦橋の厚い窓ガラスはすべて破れ、上部構造物の鉄板に多数の大穴と傷があった。

かくして「伊一七五号」潜水艦は九死に一生を得、夜の太平洋を一路、トラック島に向け走り出した。トラック島帰着は十二月一日、第六艦隊司令長官はこの戦功に対し、「伊一七五号」乗組員全員に表彰状を贈った。

しかし、第六艦隊はこのマキン・タラワ島作戦で、急行させた九隻の潜水艦のうち、「伊一九号」「伊二一号」「伊三五号」「伊三九号」「伊四〇号」「呂三八号」の六隻を失った。こうして日本はマキン・タラワ島を失い、トラック島が米軍の次なる攻撃目標となった。

私はこの海底で七時間にわたり爆雷攻撃を受けたおそろしさについて、以前、『日本海軍潜水艦史』という大著に寄稿したことがあった。潜水艦の乗組員の多くが、この苦しい体験をしていたと思われる。しかし、潜水艦乗組員の多くが、失われた六隻の乗組員のように艦と運命をともにし、不帰の客となってきたため、この厳しい艦内の状況を記録したものが少ない。

それで、『日本海軍潜水艦物語』（光人社）を書いた鳥巣建之助氏（「伊一六五号」潜水艦長、のち第六艦隊参謀）は、そのなかで「ギルバート攻防戦がはじまり、『伊一七五号』潜水艦もこの作戦に投入された。この作戦中、『伊一七五号』潜軍医長だった永井友二郎氏の参戦記『空母リスカム・ベイの撃沈』が『日本海軍潜水艦史』にあり、実戦の現実感があふれている。この生々しい記録に深い感動をおぼえた。」と、私の記録をていねいに紹介している。

なお、この鳥巣建之助氏の著書は、「伊一七五号」潜水艦の戦果について、先のニミッツの『太平洋海戦史』より詳しく、リチャード・ニューカム著の『総員退艦せよ』から次の一節を紹介している。

「一九四三年十一月二十四日、『伊一七五号』潜水艦に雷撃された空母『リスカム・ベイ』では、火薬庫は一瞬にして爆発し、六四四人が戦死し、一、五〇〇メートル以上離れていた戦艦『ニューメキシコ』の艦上へ、人間の肉片や鉄のかけらや衣類の切れはしが雨のように降ってきた」――。

ちなみにこの損害は、米海軍艦船のなかで第四番目に大きかったという。

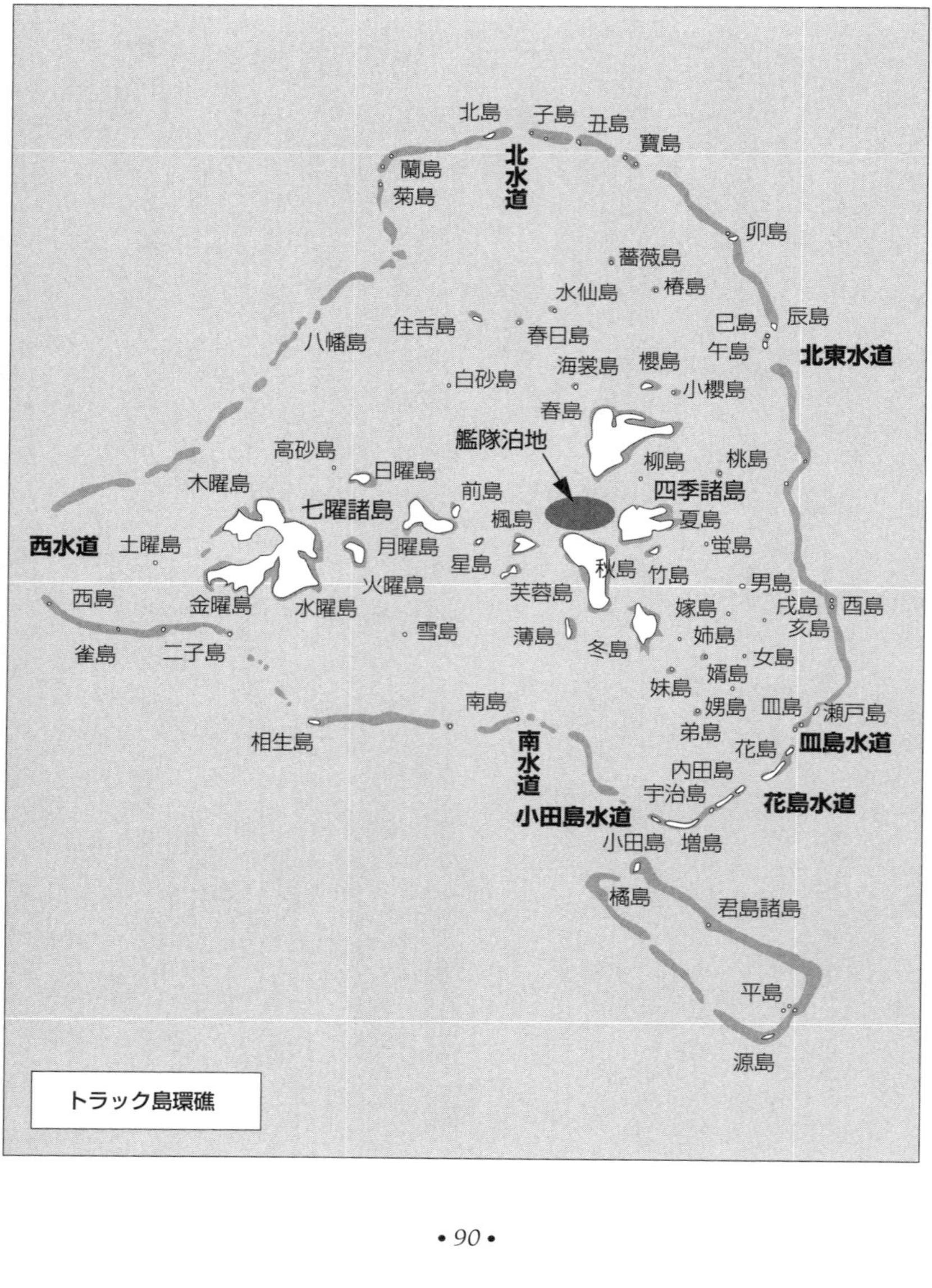
トラック島環礁
北島
子島
丑島
寶島
北水道
蘭島
菊島
卯島
薔薇島
水仙島
椿島
住吉島
春日島
巳島
辰島
八幡島
午島
北東水道
白砂島
海棠島
櫻島
小櫻島
春島
艦隊泊地
高砂島
日曜島
柳島
桃島
木曜島
前島
四季諸島
七曜諸島
楓島
夏島
西水道
土曜島
月曜島
蛍島
星島
秋島
竹島
火曜島
男島
西島
芙蓉島
金曜島
水曜島
嫁島
戌島
西島
亥島
雪島
薄島
冬島
姉島
雀島
二子島
女島
婿島
妹島
南島
姑島
皿島
瀬戸島
相生島
南水道
弟島
花島
皿島水道
内田島
宇治島
花島水道
小田島水道
小田島
増島
橘島
君島諸島
平島
源島

トラック島大空襲——被弾、喪神

トラック島※は開戦以来、南方作戦の海軍の最大の基地として重要な役割を果してきた。それは南洋群島中、最大の環礁をもち、ラバウル、ニューギニア、ブーゲンビル、ガダルカナルへの中継基地として好適の位置にあったためである。

トラック島環礁は径六五キロメートル、周囲が一九五キロメートルもあり、水深が深く、鏡のように静かで、「大和」「武蔵」「陸奥」「長門」などの巨艦が集結しても、その中央海面にゆっくり碇泊させることができる。環礁内には東部に四季島（夏島、春島、秋島、冬島）、南西部に七曜島（水曜島が最大）その他、多数の島があり、気温は四季を通じて二七度前後、椰子、パンの木、パパイヤ、バナナなどが茂り、美しい島である。

※**トラック島**——トラック島はカロリン諸島のなかで最大の環礁をもつ島、東西、南北約三〇カイリの低い珊瑚礁の堡礁で囲まれ、四季島、七曜島その他約四〇の島々がある。一八一四年、スペイン人デュブロン来島。現在も四季島の一つ夏島にデュブロンの名が残っている。一八八五年、カロリン諸島の領有権につき、ドイツとスペインの間で抗争が起こり、ローマ法王の裁定で領有権はスペインに、実際上の自由な通商権はドイツに与えられた。トラック島の気候は乾期と雨期とに分れ、乾燥期の一月でも月間雨量二〇〇ミリあり、スコールが多い。海岸線は多くマングローブが茂り、樹木としては椰子、パンの木など、バナナ、パパイヤが育つ。住民はカナカ族で肌色は茶色、パプア族の黒さはない。衣食住に不自由しないため、あまり働こうとしない。

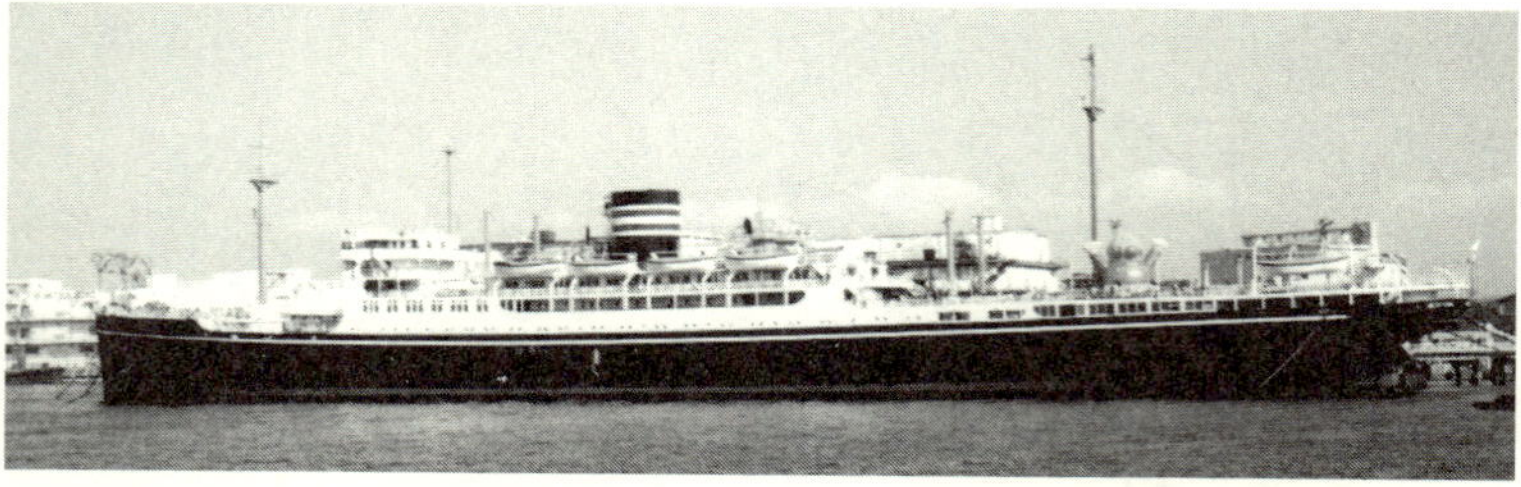

潜水母艦「平安丸」　日本郵船が北米航路に就航させた三隻の一〇、〇〇〇トンの同型の客船を「平安丸」「氷川丸」「日枝丸」、頭文字をとって「３Ｈ」の客船といった。三隻とも海軍に徴用され、「氷川丸」は病院船、「平安丸」と「日枝丸」とは潜水母艦として働いた。潜水母艦は、潜水艦に補給する魚雷や食糧、医薬品などを搭載して第一線の基地に出向く艦であり、潜水艦乗員が基地に戻ったとき、休養、入浴、散髪をし、ときには手術などを受けるところであった。

海岸は多くマングローブがからみあい海面につづいている。住民はカナカ族といい、肌の色はパプア族のように真っ黒ではない。

このトラック島の平穏な日々はマキン・タラワ両島玉砕のあと、急速に緊張感につつまれるようになった。「伊一七五号」潜水艦は工作船「浦上丸」に横づけし、損傷個所の大修理を行なった。

このなかで、私は第六艦隊司令部の命令で、乗艦を「伊一七五号」から潜水母艦「平安丸」に変更された。私はこのトラック環礁内に錨をおろしている「平安丸」に移り、第六艦隊司令部附として、猪初男大尉の下にいた三島有朋中尉が私に代わって「伊一七五号」に異動した。三島中尉は私たちより一期下の軍医学校のクラス、快活な好男子だった。

それで私は、昭和十九年の正月をトラック島の潜水母艦「平安丸」で迎えた。「平安丸」は現在、横浜に係留されている「氷川丸」とまったく同型の姉妹船、一〇、〇〇〇トンの北米航路の客船であった。

潜水母艦「平安丸」の軍医長は星川光正軍医大尉、星川大尉は私たちより三年上、猪軍医大尉と同期で、戦後、昭和天皇の侍医長を長くつとめ、最後の侍医長・高木顕氏の前任者であった。ついでながら記すと、猪初男軍医大尉は戦後、新潟大学医学部教授、さらに新潟大学学長までつとめた。

当時、私は昭和十八年十一月一日、海軍軍医大尉に昇進した。潜水母艦「平安丸」では、二人の軍医大尉と一〇名ばかりの衛生下士官兵が医務科を構成していた。星川軍医長は東京大学出身、外科専攻であったから、私は「平安丸」勤務中、星川大尉と一緒に虫垂炎の手術をし、指導していただいた。

昭和十九年一月二十七日、工作船「浦上丸」に横づけ修理を終えた「伊一七五号」潜水艦は、私たちが帽を振るなか、トラック島東水道から東方、マーシャル諸島方面の作戦に出撃していった。田畑艦長以下、三島中尉たち、私以外には人事異動がなかったから、あの高い練度で、またいい戦果をあげてくれることが期待され、武運を祈った。

しかし悲しいことに、『日本潜水艦史』の記述によると、次に記す「トラック島大空襲」のあった二月十七日、米駆逐艦の攻撃を受け、「伊一七五号」潜水艦はウォッゼ島方面で沈没している。

米側資料によると、「二月十七日早朝、商船団護衛中の駆逐艦『ニコラス』が、ウォッゼ東方においてレーダーで探知、接近、二八〇〇ヤードで潜水艦を視認、砲撃命中、潜水艦は潜没、その直後、ソーナー探知、爆雷攻撃三回、一〇分後深海爆発音」とある。「伊一七五号」は私の身がわりの三島中尉を乗せ、田畑艦長、一條先任将校以下全員が戦死した。当時、「平安丸」にいた我々はもちろんこのことを知らない。ただ、十九年二月はじめ、トラック島に米軍大型偵察機が飛来してから、基地の緊張は急速に高まり、環礁内にいた戦艦「大和」以下、連合艦隊主力は急遽、内地へ移動していった。しかし、トラック環礁内には「平安丸」をはじめ、まだ多数の艦艇が錨をおろしていた。

この緊張する空気のなか、二月十五日、「米機動部隊がトラック島に接近しつつあり」との緊急電報が入り、竹島の航空基地は臨戦体制に入った。しかし、十六日には索敵に向かった陸攻二機が異常を認めなかったため、米機動艦隊の「来襲なし」とされ、平常の警戒体制のまま二月十七日を迎えた。

二月十七日の午前四時、トラック島のレーダーは米軍機の大編隊をキャッチしたが、午前五時、平常配備のまま、一〇〇機による第一次攻撃を受け、航空隊、海上艦艇、陸上施設に大損害を受けた。米艦載機による爆撃は、この日の午後五時まで、九回にわたり、延べ四五〇機で行なわれ、米軍ペースの一方的戦闘であった。

この日の「平安丸」は夏島の西北岸沖一、〇〇〇メートルの位置に錨をおろしていた。ちょうどいま見る横浜の「氷川丸」に灰色のまだらな迷彩を施し、前後部の甲板に高射機関銃がすえられた形であった。この巨大な、動かない目標が、丸一日のくり返しの爆撃で、よく被弾しなかったものである。しかも「平安丸」は潜水艦に補給する高性能魚雷を多数積んでいた。もしこの一本にでも被弾したら、「平安丸」はあとかたもなく、木っ葉みじんに吹き飛んでいたに違いない。

日が暮れるとともに空襲は終わった。しかし、米機動部隊は明日もこの制空権を失ったトラック島を攻撃してくることが予想された。「平安丸」では急に人の動きが激しくなった。この危険な魚雷を夜のうちに陸上の基地におろす作業が始まった。この魚雷の陸揚げ作業は大変な作業で時間がかかったが、夜明けまでに遂にこれを完了することができた。

二月十八日は快晴、「平安丸」乗組員は全員、「今日を最後」と覚悟した。星川軍医長と私、そして医務科の下士官兵たち、みな夏の軍装を着てそれぞれの配置についた。私は数名の下士官兵とともに、戦時治療室である一等船客の食堂（サロン）で待機する。

星川軍医長は艦長とともに艦橋にいる。

　予想した通り、やがて米空軍機の空襲が始まった。激しい高射機関銃の射撃音が響いてくる。いつ、爆弾が命中するか、肘かけ椅子に壁を背中にして腰かけていた。下士官兵たちも落ちつかない様子である。米空母からの艦載機は何波もくり返し攻撃してきた。そしてついに、午前十時すぎ、閃光、轟音と強い衝撃を受け、あっという間に私は意識を失った。


　それからどれくらい時間がたったか、わからない。気がついてみると、周囲は真っ暗闇で、いままでのシャンデリヤ輝く一等船客サロンの様相はまったくない。からだの上に廃材のようなものが積み重なっていて、手で顔やからだを触ってみると、手には木片が刺さり、顔にはたくさんのガラス片が刺さっており、ヌルヌルする。血が出ているらしいが、痛みは感じない。

　一緒にいたはずの下士官兵たちの声がない。私の右わきで、この廃材のようなものが焔をあげ始めている。私はからだの上の廃材を押しあげ、押しわけて上に這い出すことができた。私は暗闇のなか、この木片、ガラス片の山の上を、部屋の入口へむけて這い出した。このサロンの入口を出ると上のデッキに出る階段がある。私は手さぐりでこの階段をのぼり、上甲板に出た。太陽がまぶしい。急いでサロンの火炎を知らせねばならぬ。私は通りがかった伝令にこのことを伝え、再び戦時治療室のサロンに戻ろうとしたが、すでに階段から激しい煙が吹きあげ、それはかなわなかった。

ここで艦橋から降りてきた星川軍医長に会い、ことの次第を告げた。軍医長は、「永井大尉、だいぶやられているが大丈夫か、総員退去の命令が出た」という。見ればすでに後甲板から長い縄ばしごが海面までおろされ、その下にカッターが二、三隻ついており、兵員たちが次々降りている。私は意識を回復するまでに、だいぶ時間がかかったらしい。

「平安丸」はいま、火の手が全艦に拡がりつつあった。高性能魚雷を昨夜のうちに陸揚げしていたから、その誘爆の心配はなかった。私は手と顔に多数の木片、ガラス片が刺さったまま、血だらけのままラッタルを降りた。

ボートがくるのをしばらく待ったが、どのボートも縄ばしごからの兵員でいっぱいで、私のところへはくる気配がなかった。私は白麻の軍服、靴をはいたまま、負傷したままボートへ向けて泳ぎだした。一〇〇メートルあまり泳ぎ、ようやくボートのへりに手をかけ、兵隊たちに引きあげてもらった。南洋の陽は高い。

私はこのボートに引きあげられると間もなく、急にあたりが暗くなって、気が遠くなりはじめた。私はそのとき、「これで死ぬかも知れない」と思ったまま、意識を失った。痛いとも苦しいとも思わず、意識を失った。

ボートはトラック島の基地の桟橋につき、私は兵隊たちに抱えられ、潜水艦基地隊医務室にかつぎこまれ、ここでようやく意識をとり戻した。私はこのあと、トラック島の海軍病院に入院させられたが、退院後も一ケ月以上、顔をなでるとつぎつぎガラス片が出てくる状態がつづいた。

私は当時、この戦傷体験をかえりみ、人間の意識がたいへん消えやすくできていることを強く感じていた。この戦傷で私は被爆の直後と、ボートへ引きあげられてからとの二度意識を失っている。被爆直後の喪神の時間はどれくらいか、多くの水兵たちがボートを降ろし、これに乗り移っていたことからみて、少なくとも三十分以上は意識がなかったようである。二度目のボートの上での失神の時間は二〇分ほどだったかと思われる。そしてこの失神のあいだ、痛いとも苦しいとも感じなかったのである。

ところで、このトラック島大空襲は米側資料によると次のようであった。

戦艦「ニュージャージー」坐乗のスプルーアンス中将指揮の空母艦隊、「ヨークタウン」「エンタープライズ」「ペローウッド」「エセックス」による大作戦で、延べ一、二五〇機の爆撃だったという。日本側の損害は、「香取」「那珂」「太刀風」「舞風」「追風」「文月」「平安丸」「第三図南丸」「愛国丸」「清澄丸」「天城山丸」「赤城丸」「りおでじゃねいろ丸」「富士山丸」など、三六隻が沈没、損傷艦は「秋津島」「春雨」「明石」「波勝」「松風」「宗谷」「時雨」など一三隻、陸上ではガソリンタンク、重油タンクが炎上し、飛行場が潰滅した。

私はこのトラック島大空襲のあと、第六艦隊司令部の一員として、司令部の内地への移動に従い、病院船「高砂丸」で内地へ向かった。「高砂丸」は戦争前、台湾航路に活躍していた八、〇〇〇トンほどの客船で、船体は真白に塗装され、大きい赤十字の標識をつけていた。この「高砂丸」には、乗組に同期の三上次郎軍医大尉がいて、同行の黒田、杉村軍医大尉と四人でよく歓談した。

この「高砂丸」はトラック島からまず、パラオ島へ、そしてサイパン島へと進み、内地へ帰る予定だったが、最初のパラオ島の入口で米空軍が投下した機雷に触れ、航行できなくなった。それで私たち三人の軍医大尉はパラオから飛行機で内地へ帰ることとなった。

当時私は、「平安丸」でまたいっさいの持ちものをなくしていたから、借りもののカーキ色の陸戦服で短剣なしの丸腰、あわれな姿であった。

サイパン島で二泊した。四月のことで、サイパンはこのあと六月十五日、米軍が上陸して玉砕する。私はこの玉砕の二ケ月前とは知らず、サイパンの町「ガラパン」を歩いた。このガラパンの町にはドイツ統治時代(一八九九~一九一四)にも、日本統治時代(一九一四~一九四四)にも支庁がおかれ、マリアナ諸島の政治の中心であった。

日本時代には多くの日本人が移住し、製糖やパイナップル栽培などが盛んで、代表的企業は「南洋興発」といった。私たちが二泊したホテルも南洋興発経営のホテルで、従業員の日本人たちも親切だった。

私はこのガラパンの町、一本の広い道をはさんで日本人の店がいろいろ並んでいる町を歩いた。私は久しぶりに中年夫婦でやっている床屋を見つけ、当時は坊主刈りだったのでバリカンで刈って、ひげを剃るだけの散髪をしてもらった。古びた床屋の椅子にホッとするやすらぎがあった。この床屋の夫婦も、ホテルの従業員たちも、二ケ月後、玉砕したのである。

私はこうして春四月、三度目の内地帰還、横須賀に帰った。そしてまた、夏冬の軍服をはじめ、必要品すべてを新調した。そして私は同行の黒田恭一大尉、杉村脩一大尉とともに次の辞令、「横須賀鎮守府附」を受け、休暇を賜った。

内地勤務――結婚

私は過去二年、ミッドウェー海戦、ガダルカナルの輸送、撤収作戦、第三次ソロモン海戦、キスカ島撤収作戦、そして米空母「リスカム・ベイ」撃沈、トラック島大空襲と、生死をかけたいくさを戦い、僥幸のなかの僥幸でいのちを永らえた。

賜った休暇は一週間だったが、私は家族たちの勧めで、婚約者・乙骨菊枝と結婚した。婚約者・乙骨菊枝は私と小学校同級生である。子ども時代から互いに両親や兄弟を知りあっていたが、私が千葉医科大学の学生だった昭和十四年頃から文通を始め、その後、彼女は東京女子高等師範を卒業し、宮内庁、呉竹寮に勤めることになったが、話が面白いので文通がつづいていた。昭和十六年秋、私が来年は海軍に入るということから、双方の意志で「婚約だけしておこう」ということになり、婚約した。

結婚式は昭和十九年六月二十四日、自宅に近い東中野の氷川神社で式をあげ、披露宴は私の自宅、母の手料理で永井・乙骨両家と仲人が集まっただけであった。

私はこのあと、七月十五日、江田島の海軍兵学校附兼教官の辞令を受けた。私はこの江田島の兵学校、帝国海軍の総本山で終戦まで勤務することになった。着任したときの兵学校長は井上成美中将、最後の海軍大将といわれた品格のある校長であった。

江田島の兵学校に着任し、医務科に行くと石田正統軍医大尉がいた。彼は一期上のクラスで、高等学校武蔵の水泳部の先輩でもある。戦後、東京大学の外科教授となり、埼玉大学の学長もつとめた。この石田大尉が私の着任をたいへん喜んでくれて、あれこれ面倒をみてくれた。

兵学校の教官の名簿を見せてもらって驚いた。ガダルカナルの作戦で、駆逐艦「夕立」の先任将校だった椛島千蔵大尉、水雷長だった中村悌次大尉、「村雨」の先任将校だった鹿山馨大尉の面々が名を連ねている。この顔ぶれをみて、海軍兵学校が急に身近なものに思われてきた。そしてこの椛島、中村、鹿山大尉たちは、私をソロモン歴戦の勇士として大歓迎してくれた。兵学校出、バリバリの教官たちに喜ばれ、肩身がひろくなった。そして私は兵学校官舎に新所帯をもった。

兄の死

江田島は瀬戸内の明るい島である。昭和二十年二月までは静かな日々がつづいていた。

そんななか、昭和十九年三月、東京の父から電報がきた。兄・源一郎が北支から後送されてきて、肺炎で広島の陸軍病院に入院しており、危篤だという。広島は江田島から近い。私はすぐ軍医長に事情を説明し、外出の許可を得、広島陸軍病院江波分院へ駆けつけた。

寒々とした病室に毛布だけにくるまれ、兄・源一郎は天井をみて寝ていた。壁には兵がかぶる帽子がかけてあった。兄は上等兵だった。少し息が苦しいという。食欲がない。持参したみかんの汁を飲ませたが、少し飲むと「もういい」という。

兄は永井家の長男として大事に育てられ、東大法学部を出て三井銀行に入り、就職後、肋膜炎のため一年間自宅で療養し、それがようやく癒えて十七年春に結婚していた。応召は十八年春頃で、一兵卒として応召した。

回診にきた軍医殿が、「具合はどうだ」と聞いたのに、「大丈夫であります」と答えるだけで、弟である私に一別以来のことを話す気力もない。

私は軍医殿に、「サルゾールというサルファ剤※をもっていますが、のませてもいいで

※**サルファ剤**——ブドウ球菌・肺炎菌・赤痢菌などの病原菌の増殖を抑える抗菌剤。化膿性の疾患をはじめ各種の細菌性疾患に効果がある。

すか」と聞いてみた。軍医殿が「いいです」というのでのませてみた。当時、この新しい「サルファ剤」は化膿や肺炎、淋病などに劇的に効いた。私はかすかな期待をしたが、病状は好転しなかった。東京から父も駆けつけた。病状は次第に進み、次に見舞ったときはいよいよ最後のときで、私が打った強心剤「ビタカン」（ビタカンファー）の注射も効果がなかった。父はこのときのことを短歌で次のように詠んだ。

弟の最後の注射効き目なくいとしき吾子は永遠にねむれり

この太平洋戦争中、二人もの肉親にみとられた最期は恵まれている。また、たびたびの死地に臨みながら奇跡的に生きながらえてきた私にとっても、唯一の兄とこのように最後の別れのときを持つことができたのは、まことに稀有な、幸せであった。

戦況の悪化

そうこうしているうちにも、戦局は次第に悪化し、重大な局面に向かいつつあった。三月一日、硫黄島の日本軍全滅する。

三月十日、東京大空襲。本所、深川、浅草方面に三三四機のB—29爆撃機来襲、夜間爆撃で東京の下町のほとんどが焼失、八四、〇〇〇の死者を出した。それ以後、名古屋、大阪、神戸などの大都市が被爆、多くの都市が焼け野原となる。

四月十三日、東京中野の私の家が空襲で焼失。父母は火の海をのがれ、千葉県の成田に仮住まいした。父が中野に持ち帰っていた兄の遺骨はここで再び焼かれることとなった。

この間、四月一日に米軍が沖縄に上陸、戦艦「大和」が沖縄に向け出撃し、沈没したのが四月七日であった。

戦艦「大和」は私の同期、猪狩、秋山両中尉が乗り組んだ艦で、私はトラック島で彼らを訪れ、「大和」の巨大さ、冷房二七度の快適さに驚いたことがある。この世界一の巨艦が制空権のない沖縄へ、無謀と思われる出撃をすることになった。その一部始終は吉田満著『戦艦大和の最期』(講談社)にくわしいが、この吉田氏の記述、「大和」出撃から沈没まで、なかんずく一六:〇〇(午後四時)出港の「両舷前進微速、針路一二〇度」——これは三、三〇〇名のいのちを乗せた死出の号令として、まことに痛ましい。

ヨーロッパ戦線では世界最大の上陸作戦、英米軍による「ノルマンディー上陸作戦」以後、ドイツの敗色が進み、二十年四月三十日、ヒトラーがベルリンで自殺、ドイツは五月七日、無条件降伏し、ヨーロッパの主な戦闘は終わった。

我が国では引きつづき、アメリカのB－29爆撃機による空襲が地方都市にまでおよび、戦争に対する明るい希望はまったくなくなっていった。

六月八日、最高戦争指導会議は一方でソ連とのあいだで終戦工作をさぐりつつ、戦争指導の基本要綱として「本土決戦の方針」を採択した。

当時、海軍兵学校は民間の各学校が「敵性語」として英語教育を中止しているなか、井上成美校長（第四十代）は兵学校の教官会議で、「英語廃止に賛成者が多いが、これでよろしうございますか」との教頭大杉守一少将のことばに、「よろしくない」と答えて立ちあがり、

「いったいどこの国の海軍に、自国語ひとつしか話せないような兵科将校があるか。英米海軍の士官なら、フランス語、スペイン語を話す。我々の場合は、最小限英語、海軍の将校たらんとする人間にとり、英語は必須不可欠である。外国語一つ真剣にマスターする気のないような少年は、海軍のほうでこれを必要としない。私が校長の職にあるかぎり、英語の廃止ということは絶対にしない方針であるから、左様承知してもらいたい」

と述べた。

この伝統がつづき、昭和二十年六、七月、栗田健男校長のこの時期も、兵学校は英語教育をつづけていた。

余談になるが、陸海軍創設のはじめは、「薩の海軍」「陸の長州」といわれていた。日清・日露の戦争の連合艦隊司令長官は伊東祐亨※、東郷平八郎※がともに薩摩だった。しかし時代とともに、薩摩の勢力はそれほど大きくなくなっていく。

大正八年の海軍大演習のときには、青軍、赤軍両艦隊司令長官が、それぞれ山下源太郎大将、黒井悌次中将と米沢出身者で占められ、薩摩の勢力が海軍の中枢から姿を消しはじめる。

『海軍こぼれ話』の著者、松野良寅氏はワシントン条約以来のそれぞれの時期に指導的立場にあった提督たちは、加藤友三郎（和歌山）、山下源太郎（米沢）、岡田啓介（福井）、左近司政三（米沢）、山梨勝之進（宮城）、鈴木貫太郎（千葉）、米内光政（岩手）、山本五十六（長岡）、井上成美（宮城）ら、奥州出身が多く、この知英・知米派の系列が太平洋戦争の収束をもたらしたという。

※**伊藤祐亨**——初代の連合艦隊司令長官。明治二十七年就任。元帥。

※**東郷平八郎**——明治三十六年第一艦隊兼連合艦隊司令長官に就任。明治三十八年日本海海戦でロシアのバルチック艦隊に勝利し、一躍名将として名をあげた。

広島に原子爆弾が投下

七月二十八日、江田島に米軍機来襲、本校生徒館破損、江田島湾内にあった重巡「利根」沈坐、軽巡「大淀」横転、小用沖の戦艦「榛名」大破、という損害を出した。

兵学校の生徒たちに、防空壕を掘る作業が加わり、教程の一部は変更を余儀なくされたが、伝統の規律と精神のなか、四、〇〇〇の生徒たちは引きつづき元気あふれる毎日を送っていた。

そして八月六日、広島に原子爆弾が投下された。このとき、兵学校生徒は朝礼を終え、全員、生徒館へ入ったばかりで、我々教官たちが校庭を生徒館へ向け歩いているときであった。

まっ青な真夏の空の下で、巨大なフラッシュをたいたような閃光が校庭一面を走った。そして「いったい何だ！」といっているうちに、古鷹山の左手、広島方向に巨大な「きのこ雲」が天に向けて、むくむくと立ちのぼった。

「広島の火薬庫が爆発したのか」と思ったが、いまだかつて見たことがない巨大な雲と煙りとに、誰もがただ驚くばかりであった。

次第に断片的情報が入ってくる。「広島は新型爆弾で全滅だ。生き残った者も全身のやけどで目もあてられない」という。

呉海軍病院から副官の寺崎平大尉を長とする救護班が、また江田島本校からも、大原分校からも、それぞれ救護班が出た。

しかし、現地広島の惨状はあまりにもひどく、限られた人員と資材の救護班では焼け石に水の感があった。救護班の長として江田島本校から二度にわたり広島へ出かけた私の同期、村上司郎軍医大尉は三年後、「原爆症」により死亡した。痛ましい限りである。

敗戦——帝国海軍の終焉

そしてついに八月十五日、「玉音放送」を聞き、終戦を迎えた。戦争全体の趨勢から、「くるべきものがきた」と思ったが、これから我が国がいったいどうなるのか、まったく分からず呆然とした。占領軍としてどこどこの国がくるのか、どんな占領政策をとるか、誰にも分からなかった。

江田島の海軍兵学校としてこの敗戦を受け、どう対処するだろうか。医務科としても軍医長以下、何をどうしたらよいか、分からなかった。

衛生下士官兵のなかには、「俺は抗戦だ」という者もいた。分隊長だった私は、「抗戦はいけない」と、精いっぱい押し止どめ、この敗戦という現実を受け容れようとした。兵学校生徒隊附の監事、鹿山誉少佐はそのときのことを次のように記している。

「玉音放送を聞き、戦争が終わったことがだんだん分かってきた。分かるにつれ、不動の姿勢の力が抜け、虚脱状態になっていった。過ぎし日のガダルカナルの戦い、そして江田島での生徒の訓育を振りかえっていた。戦いは終った。しかも敗戦。四、○○○の生徒をどうすればいいのか」——。

午後四時三十分、生徒全員集合。大原分校では教頭、堀江儀一郎少将が玉音放送の真意を生徒に伝え、我が国の不滅を説いた。そして兵学校は四、○○○の生徒を無傷のまま、父母の許に帰すことに全力をあげた。

そのために、敵米英の上陸が指向されると考えられた四国に帰るものたちを、第一陣として出発させることになった。それと同時に、生徒側からカッターの帆走で帰りたいとの申し出があった。それで、カッター組は十数隻が巡航の要領で、水、食糧、帆走用具を積み込んだ。そのほか持てるだけ、毛布や日用品を積ませた。

こうした生徒たちのカッターは江田島内から次々と消え、またほかの多くの生徒たちは広島へ出て、超満員の汽車で、貨車に乗ったものもあり、さまざまな苦労ののち、それぞれの郷里に帰っていった。

私は江田島の兵学校大原分校に、残務整理のため、川嶋悌次郎軍医長、石田正統軍医大尉と八月下旬まで残った。官舎にいたそれぞれの家族は終戦の翌日、急いでそれぞれの郷里に帰したので、私たちはガランとした官舎で自炊の協同作業で暮らしをつないでいた。

当時、海軍兵学校の校長は栗田健男中将、私がミッドウェー海戦にいったときの第七戦隊、「熊野」「鈴谷」「三隈」「最上」の司令官であった。この栗田中将は海軍兵学校閉鎖にあたり、次のような切々とした訓示を残している。

「百戦効空しく四年に亘る大東亜戦争ここに終わりを告げ、海軍兵学校近く閉校されるに決定せられたり。

諸子は年尚若く、頑健なる身体と優秀なる才能を兼備す。必ずや将来わが国の中堅として有為の臣民となること信じて疑わず。政府は諸子のために門戸を開放して進学の道を拓き、就職に関しても一般軍人と同様にその特典を与えらる。兵学校また、監事たる教官を各地に派遣し、漏れなく諸子に対し、海軍の好意を伝達せしむる次第なり。
惟ふに諸子の前途は幾多の苦難と障害充満しあるべし。諸子よく考え、図り、将来の方針を誤ることなく、一旦決心せば目的の完遂に勇往邁進せよ。ここに相別るるに際し、言はんと欲すること多きも又言ふを得ず、ただただ諸子の健康と奮闘を祈る。

昭和二十年九月二十三日
海軍兵学校長　栗田健男

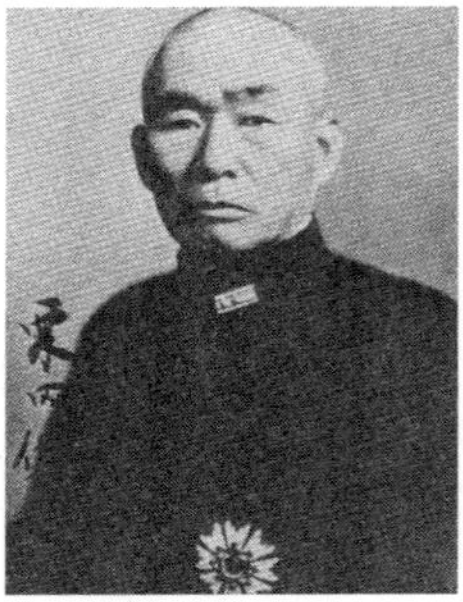
海軍兵学校最後の校長／栗田健男中将

これは海軍兵学校最後の訓示となったが、帝国海軍に送った告別の辞でもあった。そして、伝統の帝国海軍は永遠に姿を消した。
この海軍兵学校最後の校長、栗田健男中将はフィリピン沖海戦主力艦隊の司令官であったが、またミッドウェー海戦では私が乗艦した「鈴谷」の第七戦隊司令官として先頭艦「熊野」に坐乗していた上官である。

そしてこの栗田校長の切々と情理をつくした訓示が予期したように、このとき全国へ散っていった兵学校生徒たちのなかから、戦後、日本を再建したさまざまな分野の人材を輩出したことは、――いま一々その名をあげるいとまがないが――江田島最後の栄光として記憶されてよいことである。

「私でなくてはできない何か」を求めて

太平洋戦争の敗戦は、すべての国民に生活信条の変革を強く求めた。これまでの価値観が崩壊し、何を信じ、どう行動すればよいか、多くの国民が困惑した。

江田島を去るとき、兵学校出の教官から、「軍医さんたちはいい。医療はどんな時代でも大事なもの、うらやましい」といわれた。兵学校出身の職業軍人たちはさまざまな苦労をしたに違いない。

しかし、医師である私でも、これから何をしたらよいか、分からない日々がつづいた。本郷にあった石田正統大尉の家に医務科の教官たちが集って相談したこともあった。

そんななかで、私が考えたことの一つは、「どんな世の中でも、よい臨床医であるように勉強し、うでをみがいておくことが大事だ」ということと、もう一つは、「私が死なずに『三隈』の渡辺四良中尉、『伊一七五号』潜水艦の三島有朋中尉が死んだことを忘れてはならぬ。大きなことでなくていいが、何か彼らに喜んでもらえることをしたい」と考えたこと、そして「私でなくてはできない何かを残す」ことであった。

こうして不自由な配給の生活、主食はサツマイモの生活のなかで、昭和二十年十二月から母校千葉大学医学部の第二内科、堂野前維摩郷教授の医局に通い始めた。堂野前維摩郷教授は幸いに、人間味のある立派な臨床医であり、学問的にも積極的に研究を進める研究者で、尊敬できた。

あるとき堂野前教授に、トラック島の椰子の木の下で東大物療内科の高橋晄正氏から推計学の講義を受け、興味をもった話をしたところ、教授はたいへん喜ばれ、「実はこの第二内科でいろいろ研究をしていくうえで、実験計画を立てたり、データの有意性を検定する統計学に強い人が欲しかった。ついては君がやってくれれば、東大物療内科へしばらく通って、この推計学を勉強してきて欲しい」といわれ、私は東京大学物療内科の増山元三郎博士のもとに、しばらく教えを乞いに通うことになった。

この推計学は私たちに医学が多く確率的知識の集成であることを教え、この蓋然性、不確実性のなかで、病人の求めにこたえ、その病人に適した医療を行なうべきことを教えてくれた。すなわち、推計学の基本である「標本と母集団を峻別し、限られた標本かいかに母集団を推測するか」の思想は、私たちに「全体と部分」の考え方、「医療は病気だけをみるのでなく、その病人のわずらい全体をみるべきこと」を教えてくれた。

かくして私は堂野前維摩郷教授のもとで、臨床の「いろは」を学び、またこの推計学にもとづいた研究に明け暮れることとなった。

第二部

「人間の医学」への道

二つの決心

私は小さいときから荒々しいことの嫌いな、気の弱い少年だった。私は旧制七年制高校から千葉大学医学部へ進んだ。

父が医者でないのに医学部を選んだのは、昭和十三年当時は支那事変のさなかにあり、いつか大きな戦争が起こりそうな時代で、医学部以外の進路をとると陸軍の兵隊として敵兵と刺し殺し合わねばならない公算が大きかったからである。

そして荒々しいことの嫌いなまま千葉大学を卒業し、私は海軍に入り、軍医中尉になった。この弱虫は弱虫の悲しみを知っている。弱い人、困っている人、病んでいる人を助けてあげたい、力になってあげたいという気持ちは少し人より多かったかもしれない。

この私が、本書第一部で記しているように、太平洋戦争の多くの修羅場をくぐることになった。ミッドウエー海戦を皮切りに、ガダルカナルの攻防戦、キスカ島撤収作戦、マキン・タラワ島玉砕戦、トラック島大空襲などである。

当然のことであるが、私の乗艦は三たび被弾、二度沈没、一度は私自身が負傷し、失神した。また「伊一七五号」潜水艦では、深度一〇〇メートルの海底で爆雷攻撃を七時間にわたってうけた。よく命をながらえたと思う。

したがって、私のすぐわきでは、親しかった戦友たちがおおぜい死んでいる。どちらが死んでも不思議でない、そんな厳しい場面の連続であった。

私はこの「いくさ」のあと、平和のありがたさをしみじみ感じるとともに、死んでいった多くの仲間たちに何をすべきかと考えた。

結論として私は次の二つのことを心に決めた。

その一つは、できるだけありのままに、自分が体験した戦争の実状を書き残すこと。

もう一つは、何か、彼らに顔向けできる仕事、あるいは生き方をしようということであった。

本書の第一部に、この戦争の記録を、私として精一杯に書いてみた。

もう一つの、戦死した仲間に応えられる仕事など、容易でないことは覚悟のうえであったが、最小限「金儲けのための医者にはならない」こと、できれば何か「ひとがあまりやりたがらないこと、しかし大事なこと」を少しでもやれたらいい、やりたいと考えた。

そんななかで、私は成田赤十字病院で、外科医長から厳しい苦言をもらうという事態になり、私の弱虫の魂が元気づけられて、現代医学界に抵抗する「人間の医学への道」をひたすら歩むこととなった。

現在、私が呼びかけたこの活動は、「実地医家のための会」という全国組織の月例研究会と「日本プライマリ・ケア学会」という学会形式の研鑽の場をもち、前者は会員四〇〇名、後者は会員四、〇〇〇名、我が国の医療界の良心として評価をうけている。

「患者の話を聞きすぎる」――ある医長からの苦言

それは昭和二十八年頃だった。成田赤十字病院の医長室で昼食後、各科医長が雑談していたときのことである。当時、医長の最上席だった外科医長が、千葉大学で三年後輩の私に声をかけ、「聞くところによると、永井医長は診察をするのに患者の話を聞きす

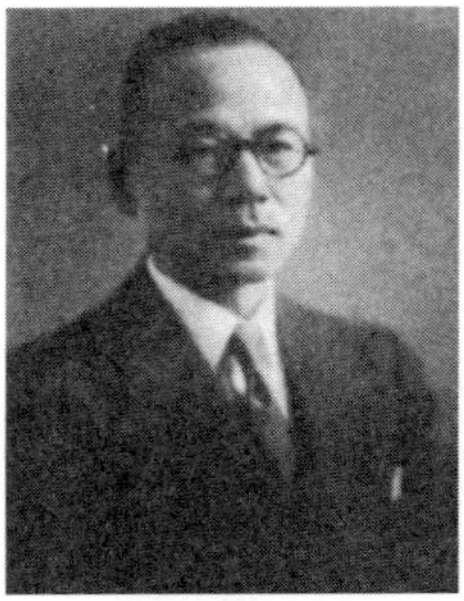
堂野前維摩郷 教授

ぎる。患者の個人的なことや、考えを聞いたりするというが、それは医学を大事にする学問的な医師のすることでない」と苦言した。

当時、成田赤十字病院は病床数が二〇〇床に足りなかったが、千葉大学医学部の傘下病院の最大なものの一つで、臨床の各教室出身の医長が顔をそろえ、千葉大学病院の縮小版といったおもむきで、各科医長をはじめ医局の医師たちは、多く大学病院の考えをもっていた。

当の私は、太平洋戦争を海軍軍医として過ごしたあと、千葉大学第二内科の堂野前維摩郷教授の教室に入局、人間的に幅の広い、そして研究面にも熱心な堂野前教授の指導を受けていた。

堂野前教授はつねに「よき総合的な内科医であれ」と指導されたほか、循環器、結核、気象病などに大きい関心を寄せ、研究をすすめていた。また同時に、昭和二十年頃から注目され始めた新しい統計学、推計学につよい関心を持っていた。

私はこの堂野前教授のもとで、内科学は医学全体の中心であり、病人の人間全体を診るべきこと、病人を個人差のある人間としてよく理解すべきことを教えられた。

また、私は海軍軍医だったとき、トラック島でヤシの木の下で高橋晄正氏から推計学を学ぶ機会があり、この難解な新しい統計学に興味を持っていた。このことから堂野前教授のつよい要請で、私は推計学の学習を増山元三郎博士についてさらに深め、第二内科の各種研究・調査の計画立案、結果処理の仕事に多くかかわることになった。

私はこの推計学の基本である「母集団と標本」の関係を学ぶなかで、医療における「病人と病気」が、この「母集団と標本」の示す「全体と部分」の関係にあることにつよく心をひかれた。

すなわち、新しい統計学では「調べることができるのは標本、限られた数の標本であるが、知りたいことは母集団全体である」を基本としている。

そしてわれわれが診断し、治療する病気は多くの場合、病人にとってその全体ではない。病人が求める医療は、独自の生い立ちをもち、病人各自が固有の考えをもつ一人ひとりの、人間全体の病いであること、私はこれを推計学からも教えられた。

このことは、堂野前教授が「内科医は病人の人間を理解し、人間全体としてみるべきだ」と教えてくれたことを、私にさらにつよく認識させてくれた。

こうして私は自分の学位論文の研究も終え、昭和二十五年秋、成田赤十字病院内科医長に転出した。当時、まだ三十歳を少しでたばかり、内科医長としてたいへん未熟であったが、堂野前教授の教えに従い、日々診療に当たることになった。

当時、日本の医学界、ことに大学におけるものの考え方は、医者の頂点は大学教授、そしてドイツ医学を主流として大学と学会とがひのき舞台であった。優れたよい研究をして学位をとり、さらに大学医局で助手、講師、助教授、教授へと進む道が第一で、これから落ちこぼれた場合は、その医局傘下の地方病院の医長に転出することを次善とした。

したがって、病院勤務は大学からみると一段下、そしてさらに開業医はその下とされ、「開業医は金儲けと遊びにかまけ、勉強しない三流の医者」「開業医だけにはなるな」とさげすんだ時代であった。

以上のような医者社会の序列意識のなか、また学問至上主義から「患者には余計なことは言うな、患者には診断し治療してやりさえすればいい」との風潮のなかで、成田赤十字病院外科医長は、後輩の私に冒頭の厳しいことばを呈したのであった。

この外科医長のことばを聞き、私はあらためて日本の医学界の古い体質を思い知らされた。自分が尊敬する師の教えに従い、自ら納得のいく診療につとめてきて、大きい横やりを受けたのである。

当時、私がこの医学界の古い体質につよく抵抗した背景にはもう一つ、私が医者の家に生まれなかった、医者にまったく縁のない育ちで医者になったことがあった。

私の父は実業界のサラリーマンで、父また母の親戚にも医者はいない。そして、私は生来健康だったが、高校二年の秋、急性蓄膿症で入院し、前頭骨にノミで穴をあけ、排膿する手術を受けた。私はこのとき、医者は不思議な、普通人にはない力があることをつよく印象づけられ、「もし自分がこの医学の力を身につけることができれば、性格の弱い私でも、少しは弱い病人の役に立てるのではなかろうか」と考えるようになった。

私の医科大学同級生には、医師の子弟が大勢いた。医師の子ではない私からみると、彼らは医者の世界のことをあれこれよく知っていた。開業医の子の多くは父親のあとを継ぎ、開業医になることを考えたようだ。

それにくらべると、私は将来どんな医者になるかについて、夢を多くもつことができた。そしてそれだけ、いろいろな問題を自由に考えることができたと思う。

私はこのようななりゆきで、堂野前教授の優れた教育をうけ、病人中心の医療、患者の生い立ちや生活に関心の強い医師となった。そしてその結果、当時急速に専門化、細分化、技術化を強めはじめた医学界で、そのアンチテーゼである病人の人間復活の「人間の医学」の道をこころざすこととなった。

私はこの外科医長の苦言にあえて反論はせず、引きつづき我が道の診療をつづけたが、大学病院そのままの理念の病院は、所詮、私の終生の働き場ではなかった。一年あまりのち、私は病院を辞し、東京三鷹の父の家に戻り、昭和三十二年、そこで開業し、自由に自分流の診療ができる城をもった。

医学・医療とは何か

人類の医学の歴史は永い。医療の始まりは、人類が誕生した三〇〇万年前にさかのぼる。地球上に誕生した人類は、その原始生活のなかで病気やケガに対処したはずである。あるときは木の下で休ませ、水を飲ませ、あるいは水で冷やしたであろう。

その後、現代医学の源流としてギリシャ医学が登場するが、このヒポクラテスの時代は、いまから二五〇〇年ほどさかのぼる。そして、現代のわれわれ医師が学ぶ医学は、そのほとんどがウイリアム・ハーベイの「血液循環の発見」(一六二八年)に始まる。以後、ウイルヒョウ、パスツール、コッホ、レントゲンとなると、近々一〇〇〜一五〇年、十九世紀以後のものである。

すなわち、現代社会にすむわれわれは、人類の永い歴史のなかの近々わずか一万分の一にすぎない期間につくりあげた医学により、生命と身体を守られているのである。

そして重要なのは、この短い期間に出現した「近代医学」が急性伝染病を制圧し、各種の外科手術を可能とし、世界的に平均寿命をのばして医学の恩恵を示したことである。この結果、医学の進歩は人類の幸福をもたらすものとして重視され、大学を中心とした医学の専門化、細分化、技術化を国をあげて推進してきた。

この近代医学の急速な進歩は、第二次世界大戦後の五十年あまりにとくに著しく、昔は内科として包括されていたものが、消化器科、循環器科、呼吸器科、神経内科などに分かれることとなった。

このことは、診療内容を進歩させた反面、病院が巨大化し、医師と患者の意思疎通を希薄化させた。その結果、病人に疎外感を与え、また医療過誤、医療事故を増大させるという、かつてなかった問題を生じてきた。

また医師たちは、明治以来の「医師は上位、患者は下、医療の内容は医師に任せておけ、口を出すな、病状や治療内容の説明は最小限度に」という意識のもと、医療がさらに専門化し、細分化した結果、ますます医師たちは患者から遠い存在となっていった。

また医療が専門化、細分化することにより、病人は病院の多くの科で診療を受け、いろいろな診断をされ、ひとりの病人としていったいどうすればいいのか、総合的な診断、指導が得られないで困惑する弊害——このことが現代医療の矛盾の最たるものであるが——を生じた。

そして外形的には、巨大な病院の建物とそこで忙しくたち働いている医師たち、この二つが病人にとって何よりも近づきがたく、話しかけにくい存在となった。

医療は原始人が病人を木の下で休ませて以来、病人のため、病人中心に行なわれてきた。「ものごとの本質はその生い立ちが示す」というように、医療の本質の第一は「病人のため、病人中心」ということである。

このきわめて重要な医療の本質がいつのまにか、医学の進歩を求める代償として失われていたのであった。私が成田赤十字病院外科医長から苦言を受けたのは、以上の歴史のなかのひとこまであった。

開業医の「医療学」の必要性

私は大学病院の医者、成田赤十字病院の医者を体験したうえで、自分のよしと信ずる医療をするため開業医となった。地盤も何もないところでの開業には不安もあったが、自分の自由がある城ができたことがうれしかった。

私は医者にまったく縁のない育ちで医師になったため、開業医の世界はまったく未知

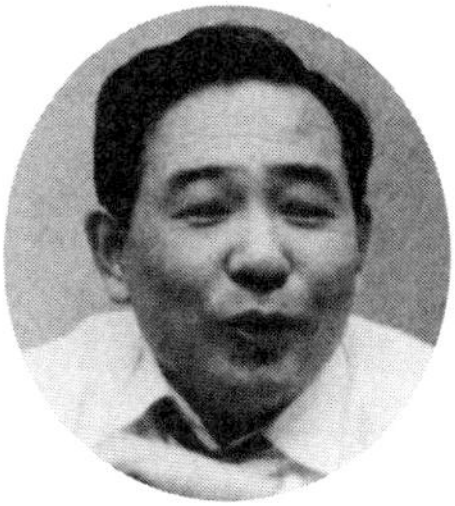

原　仁氏

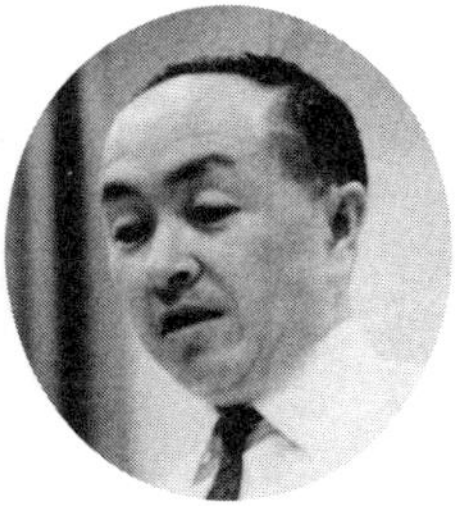

永井友二郎（著者）

の世界であった。そして病院と違い、一人きりで、近隣に相談できる相手もなく、わからないことだらけの開業であった。また病院と違い、来院する患者の病気が大幅に違って、私は「開業医には独自の領域がありそうだ」と感じはじめた。

昭和三十二年当時、開業医をとりまく医学界、医療界の実状は今日と大きく違っていた。当時、武見太郎※氏が日本医師会会長に就任して間もない時代の医師会は、学術的な活動はほとんどなく、私の眼には同業者の単なる親睦の組織としか映らなかった。

大田区調布医師会で羽田春兎※氏、原仁※氏らが全国にさきがけて医師会立臨床検査センターを設立したのが昭和三十六年頃である。私が開業して四年後のこと、当時としては開業医の活動として、先駆的な仕事と思われた。

私は開業後、まず「風邪」をはじめとする、ごくありふれた「日常病」の診療をどうするのがよいか、知りたいと思った。また、まだ症状が軽微でふぞろいの「疾病初期」

※**武見太郎**——元日本医師会会長、慶応大学出身、銀座に武見診療所を開設。
※**羽田春兎**——元日本医師会会長、大田区調布医師会、海軍軍医少佐、永井友二郎・山村雄一の二期先輩。
※**原　仁**——元日本医師会常任理事、大田区調布医師会、永井友二郎と高等学校同窓。

の診療をどうしたらよいか、教えてもらいたいと思った。さらに、患者さんが持ち込んでくるいろいろな相談ごとにどう答え、どう説明したらよいか、よくわからなかった。そして開業した私は孤独で、相談相手がなく、開業医の学会も研究会もなかった。

私は仕方なく、自分自身で診療上の問題点を少しずつメモし、また参考となる文献の抜き書きを書きためていくことにした。そして一方で、「実地臨床医のために医学雑誌の紙面を提供してほしい」（『医学のあゆみ』第三三巻第六号）、あるいは「疾病初期の医学を育てよう」（『日本医師会雑誌』第四四巻第七号、昭和三十五年）などと訴えてもみた。しかし、ことは進展しなかった。

ここで私は、自分で書きためてきたメモを、開業医の「手の内」公開の意味で出版したいと考えた。これに刺激されて、多くの先輩・同僚たちが続々と出版するようになり、それぞれの「手の内」を公開してくれることを願った。

さいわいに、田坂定孝※先生のご紹介で「中外医学社」の青木三千雄社長のご理解が得られ、私の手の内は『内科臨床メモ』として昭和三十六年出版となり、翌三十七年には増補再版となった。

しかし、私のあては見事にはずれ、これに続く手の内公開書はついに出てこなかった。

そのあいだ、私は三鷹市医師会で開業後日の浅いもの同士で、診療上の問題を話し合う集まりをつくった。この数人の仲間は、次に記す「実地医家のための会」の旗あげの有力な協力者になってくれた。

「実地医家のための会」の旗あげ

私はここではじめて、開業医にも「学会」が必要だと考えるにいたり、このことを調布医師会の原仁氏に相談した。昭和三十七年の暮れであった。相談を受けた原氏は、ことの重大さを十分検討されたのち、協力者としてすすむことを決断され、昭和三十八年二月十日、浦田卓※、村松博雄※の両氏を交えて第一回の会合を開くことになった。

浦田卓氏は当時、開業医としては珍しく『日常診療のための診断のすすめ方』（文光堂、昭和三十五年）、『実地医家のための診断と治療の基礎』（金芳堂、昭和三十六年）

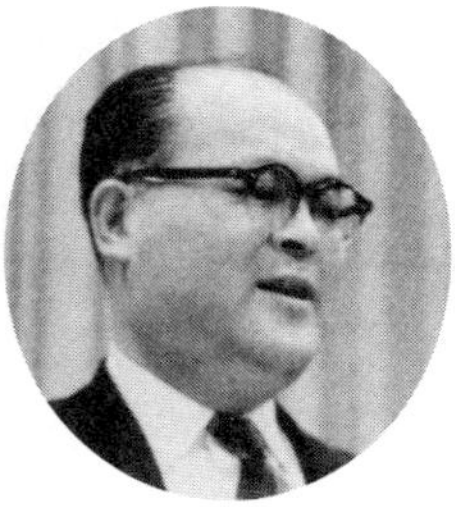
浦田　卓 氏

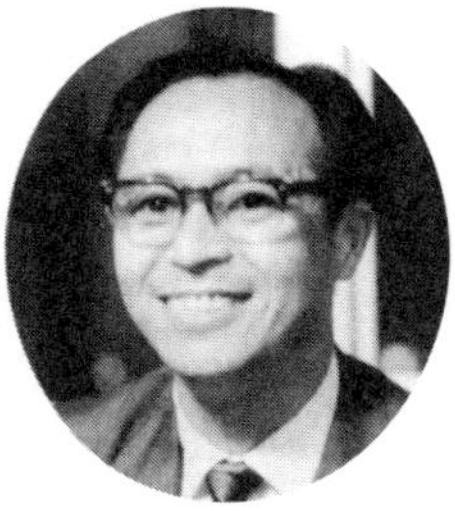
村松博雄 氏

※**田坂定孝**——元東大内科教授、堂野前維摩郷教授のあと千葉大学第二内科教授となる。
※**浦田　卓**——目黒区の開業医、慈恵医大卒。
※**村松博雄**——日本橋の開業医、日本医大卒。

などの著書を出版しており、また村松博雄氏は医学ジャーナリストに広い交友をもっていた。

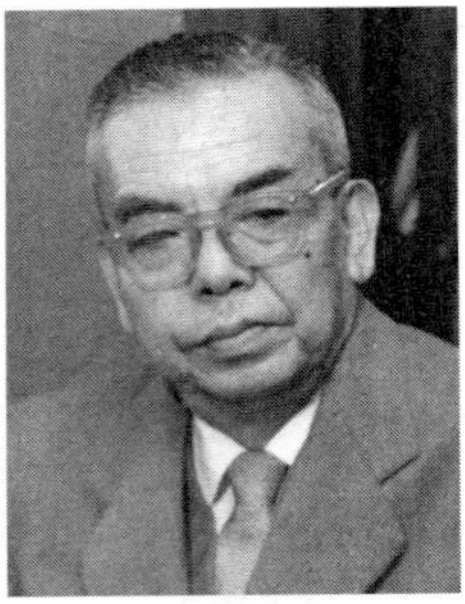

梅沢彦太郎／日本医事新報社社長

第一回会合の当日は、以上の四名が私の「一般医の学会が必要な理由」（『人間の医学』創刊号、二頁、昭和三十八年）について話し合い、急がず、毎月一回、この方向で討論をつづけていくこと、次回三月には浦田卓氏の「一般医の理想像とその運動についての一考察」（『人間の医学』創刊号、七頁、昭和三十八年）を中心に討議することを決め、散会した。

第三回会合は同三十八年、四月十三日、前記四名のほかに平井信義（当時、お茶の水女子大学）、長尾透（社会保険中央総合病院）、青木三千雄（中外医学社）らを加え、会の方向について討論がなされた。家庭医でないとできないこと、人間関係にもとづいた仕事、長期にフォローアップする仕事、「総合」が一つの大きな柱であること、また数多い研究発表のなかから実地臨床にむすびつく珠玉を選びだすこと、情報の取り入れ方や統計学的考え方などがまた重要である、などが話し合われた。

このあと私は浦田氏と二人で、今後の活動支援をお願いに「日本医事新報社」（当時の社屋は銀座にあった）に梅沢彦太郎社長を訪ね、今日までの足どり、考え方、抱負を述べた。

その日、梅沢社長は私たちの話をじっくり聴かれたあと、「君たちのこの仕事は日本の医学界の将来にとってたいへん大事なことであるから、当社としては全面的にご支援いたしましょう。さしあたって日本医事新報の紙面は、できるだけご利用ください」と、当時医科大学を卒業して間もなかったご子息の信二氏（前社長）を同席させてお話し下さった。そしてさらに、「もし君たちが賛成されるならば、会の名前を『実地医家のための会』ということにしてはどうだろう」と提言された。

梅沢彦太郎社長のこの提言をうけ、世話人の合意で会の名称が「実地医家のための会」と決まった。日本にはじめて開業医の自主的な全国組織の研究会ができたのであった。当時、私は四十五歳であった。

私はこの運動を進めるにあたり、各方面から意見、批判を求めた。

沖中重雄氏[※]からは、「科学の進歩には専門化はぜひ必要でありまして、ただ医学においてはとくにそれらをまとめる総合への強力な努力が絶えず要望されるわけです。低いレベルでの総合では不満足で、高いレベルにおける総合が必要なわけで、ご説には賛成

※**沖中重雄**――東京大学第三内科教授、のち虎ノ門病院長

です」との同意のことばをいただいた。

また若月俊一※氏からは、「一般医どうしの横のつながりとして学会をもつことはたしかに重要と思われます。一般医の仕事のなかに、将来は住民の健康管理、予防医学的活動まで含めようとする小生の考えについても、折りをみてご批判いただければ幸甚です」とあった。

第四回会合は同三十八年五月十二日、東京学士会館で行なわれた。当初出席者一五名くらいの予定でいたところ、日本医事新報の予告記事をみた方々がぞくぞくと全国から集まり、ついに五二名となった。この日は期せずして本会旗あげの日の観を呈し、発表とフリー・トーキングは午後から夕食をはさみ、夜にまで及んだ。

医療の新たな拠点として

「実地医家のための会」が発足したのは、太平洋戦争が終わって戦後の経済が回復し、医学の研究が次第に活発となり、専門化と細分化が目立ちはじめた時期である。

昭和三十年代、内科についてみると、それまで毎年開かれる内科学会総会が内科系の学会のなかで格段の重みと内容とをもっていた。しかし、三十年代後半になると、循環器学会、消化器学会、内分泌学会などが内容のうえでも、演題の数のうえでも優勢になってきていた。そして内科医の関心がより細かな先端的知識や技術に向いていった時代である。

一方、この時代の開業医はというと、開業医自身の学会や研究会はまったくなく、勉強熱心な先生方は講演会を聞きにいったり、医学雑誌を読み、よほど熱心な先生が学会を聞きにきていた、そういう時代であった。

すなわち、当時は大学の内科教室において「病人を全体として総合的にみる」気風が残っていた最後の時期で、ていねいに病歴をとったり、病人の訴えをよく聞き、頭の先から足の先まで詳しく調べるといった、「内科らしさ」があった最後の時代であった。

それが三十八年頃を境に、医学研究の専門化と細分化によって、内科教室が循環器を主体とした内科、あるいは消化器に重点をおく内科という具合に変わっていき、大学の内科のなかに私たち開業医が期待する「全人的、総合的医療」の指導者としての力量が次第になくなってきた。

「実地医家のための会」は、こうした状況のなかで、開業医のやむにやまれぬ願いから、

※**若月俊一**——長野県臼田町で農村医学の拠点をつくり病院長。

強い必然性をもって誕生したといっても過言ではない。このことは医学、医療の歴史として注目すべきことであるが、この時期に相前後して次の二つの活動が始まっていることについても、さらに注目しなければならない。

その第一は、「心身医学」の台頭であり、九州大学に池見酉次郎教授の「心療内科」の講座が誕生したのがやはり昭和三十八年である。

そして第二は、「医事法学」の活動が出てきたことである。これは昭和三十年代にはじまるの東京都立大学・唄孝一教授の「説明と承諾に関する研究」があり、この研究が各方面の大きい評価を受けて、昭和四十四年に「日本医事法学会」の誕生へとつながることとなる。

すなわち、大学を中心とし、また学会を中心として医学と医療が専門化・細分化を強め、人間的総合的観点を忘れようとした時期に、期せずして、歴史の必然として「人間的医療」を守り、推進するための新しい拠点が三つ誕生したとみることができる。

「実地医家のための会」を発足させたときの私たちの考え方は、大学や学会の先生方が置き去りにしていった、人間的・総合的医療の学問や技術を開発し、発展させていこうということであった。そしてその勉強を、われわれ会員同志で互いに「胸を貸しあって」積み上げていこうと考えたのである。

病人中心、人間中心の医療を目指す

「実地医家のための会」はこのようにして昭和三十八年スタートしたが、以後、会は毎月の例会と隔月刊の機関誌『人間の医学』により、これらを発表討論の場として進んできた。また、会が永くつづくためにはボスをつくってはならないと、会長、理事などの肩書きをつくらず、有志、世話人の合議で会務を行なうことを申し合わせた。

また、一般社会の通弊をもちこまないよう、出身学校や卒業年次による上下の意識を極力除き、互いに自由に、平等に討論すること、会員相互が胸を貸し合い、本音の話し合いをすることを基本原則とした。

当時、昭和三十年代には開業医はいまよりいっそう肩身の狭い思いをしていたと思う。不勉強で金儲けを考える二流、三流の医者とみられていた。そして事実、開業医は独自の医学を学習したり開発する場をもたなかったのである。

この情勢のなかで、四十歳代の無名のわれわれが「一般医の学会が必要だ」と動きだし、さらに医学界では常識である上下関係、学閥、封建色などを排除してスタートしたことは、日本医師会や日本医学会などから一部警戒の眼でみられても無理からぬことであった。

　あるとき私は日本内科学会の笹本浩※教授から、「内科学会には以前から各地に地方会を設けているのだから、君たちはわざわざ新しい会をつくるのでなく、ここに出てきて発表すればよい。なぜことさら別の会をつくるのだ」と厳しく注意を受けたことがある。

　また、人によっては「あいつらは医師会や大学のはみ出し者」「反抗者」なかには「アカ」だとみる者もあったようである。一方、また逆に、左翼の一部の人からは「実地医家のための会」という名前が示すように、「あれは開業医の利益のための研究会で、病人のほうに向いていない」などと非難された。

　しかし前に述べたように、日本医事新報社の梅沢社長をはじめ、医学出版関係各社の理解があり、そして当時、全国の開業医が自分たちの領域の問題の勉強を渇望していたという背景があったため、「実施医家のための会」の会員数は急速に増加の一途をたどり、数年の間に一、〇〇〇名を超えるにいたった。

　私は「実地医家のための会」の特質は、専門化する科学的な近代医学一点張りの医学界、大学中心、医学中心、医者中心の医療界のなかで、「病人中心」「人間中心」の総合的医療を目指し、一般医・家庭医の医学を開発しようとしたことが、その第一だと考えている。

そしてさらに、その学習方法として、会員のとらわれない自由な発想、自由な行動を大切にし、前述のように学閥や卒業年次による上下関係を排し、古い体制や権力者に卑屈にならないことを互いに確認しつつ歩んできた。いいかえれば、人間的な医学・医療を開発するため、人間らしく自由と主体性、自主性を極力大切にしてきたということになる。

この学習方法は古くから識者たちがすでに強く指摘してきた教育の基本に沿ったもので、決して珍しくないが、われわれの場合、その置かれた状況のなかで自ら発見し、選択した道であり、背後に「人間的でないものに対する静かな怒りの心」――すなわち「倫理性」をもつことが特質であった。

会の生い立ちのところで述べたように、第一線の臨床医としての実践のなかで、期せずして踏みこんだ新しい道であるに過ぎないが、「科学的な医学の開発や進歩だけがあって、これらを病人が納得して受け得るための、きめ細かい医療が育っていない、育てるシステムがないことに対する静かな怒りの心」があったことは事実である。

私たちは松田道雄氏※から、「現在の医師のおかれている状況から脱出する道として、

※笹本　浩――慶応大学内科教授。

※松田道雄――京都府の小児科医、『私は赤ちゃん』ほか名著多数。

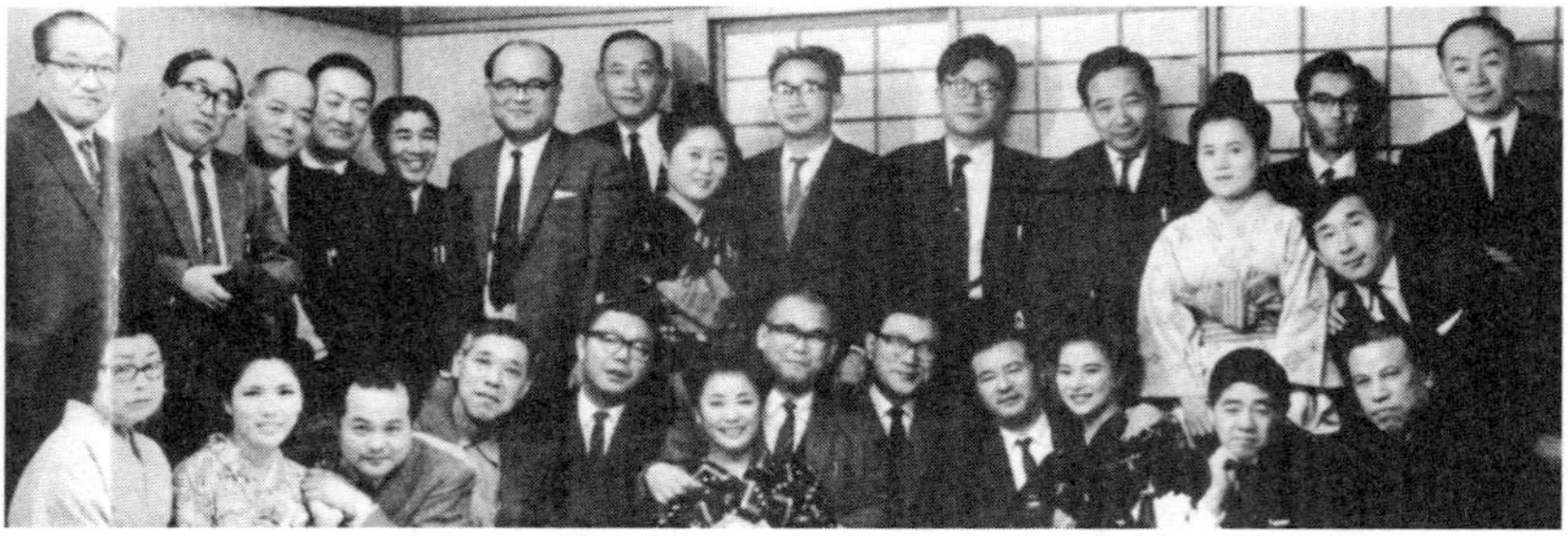

「実地医家のための会」発足の頃（昭和39年）

ご説にある医者同志の話し合いの機会をつくること、医師の良心のあかしとして皆さんの集まりに敬意を表するものです。なお、病人の医師への不満をくみあげる装置をお考え下さいますよう」と言われたこと、また日本医事法学会の唄孝一教授から「実地医家のための会」会員数名の日本医事法学会への「入会をぜひ」にと求められたことのなかで、会に対する社会からの「期待」とその「倫理性」に気づいたのであった。

昭和四十八年、旧・厚生省に「医事紛争研究班」（班長・砂原茂一氏）が設立されたとき、唄孝一、松倉豊治、小林隆、高橋正春、饗庭忠男らの方々とともに、私がその委員を委嘱されたことも、「実地医家のための会」に対する社会の期待であると思われた。

「実地医家のための会」の理念

「実地医家のための会」の機関誌『人間の医学』創刊号の巻頭で、私は次のことを述べた。

「実地医家は人間を部分としてでなく全体として、生物としてでなく社会生活をいとなむ人間としてみてゆかなければならない。また、疾病のごく初期において、つねに診断と治療指針の説明を求められる立場にある。今までの大学教育や学会が果たしてどれだけこの実地医家の要請に応じ得るか、これは遺憾ながらあまり大きい期待がもてない現状にある。また医学が専門化・細分化の路線で年々膨大な数の研究業績を生産していることも、これまた多忙な実地医家にとって大変取り扱いに困るものである。実地医家がこれらの現状から脱出するために、大学の先生方が数えてくれるのを待っているのでなく、自分達の問題は自分達で解決してゆこう。そのために発表の場、研鑽の場が必要である」――。

かくして、われわれは、人間的・総合的医療、きめ細かい納得のいく医療を求めて、現在まで四十年歩みつづけてきた。そしてそのあいだに、世界の医療も、我が国の医療も、二十一世紀へ向けてこの人間性回復、医療本来の姿への回帰が必要であることを叫ぶようになった。「実地医家のための会」は高い先見性をもっていたことになる。

われわれは人類三〇〇万年の歴史からみて、科学的近代医学中心、大学中心、医者中心の今日までのあり方は、きわめて矛盾に満ちていると考えた。もともと病人あって生まれた医療である。いかに近代医学がすぐれ、その恩恵が大きくても、医学や医師が病人の立場を軽視したり、低く扱ってよいことにはならない。

われわれは医学界の既成観念が少しおかしいと思い、未開発の第一線医療学の開発につとめてきた。「実地医家のための会」は、本来の「病人のための医療」復活を目指し、「人間の医学」への道を歩んできたのである。

「実地医家のための会」の足跡

◇昭和三十八年二月十日、第一回会合。永井友二郎、原仁、浦田卓、村松博雄が帝国ホテルに集まり、永井の「一般医の学会が必要な理由」を中心に、開業医の討論・発表の場をつくることを議論。事務局は永井友二郎。

◇昭和三十八年四月十三日、永井友二郎、浦田卓、日本医事新報社の梅沢彦太郎社長を訪れ、本会への協力をお願いし、快諾と励ましをいただき、会名として「実地医家のための会」を提案される。

◇昭和三十八年五月十二日、初めて例会形式をとる。全国から五十余名の参会があった（第四回例会）。
◇昭和三十八年十月一日、『人間の医学』（機関誌）創刊号発行。一冊二〇〇円。維持会費、月三〇〇円。十一月、事務局が永井から広瀬正義へ。
◇昭和三十九年十一月、事務局、広瀬から浦田卓へ。
◇昭和四十年九月、第一回地方例会（名古屋）。
◇昭和四十一年五月、第二回地方例会を仙台で開催。五月、「心筋梗塞共同調査」（第一回）実施。
◇昭和四十二年三月、医学書院から「人間の医学シリーズ」全一〇巻出版。編集総責任者、春日豊和。四月、事務局、浦田卓から浦田久へ。
◇昭和四十三年三月、「医学哲学の会」発足。
◇昭和四十四年八月、事務局、協和企画株式会社（梅田春雄氏）へ。
◇昭和四十六年二月、「脳血管障害共同調査」（第一回）実施。八月、世話人代表、上田篤次郎。
◇昭和四十八年七月、「お茶の水ＣＲＣ」発足。八月、世話人代表、日向野晃一。
◇昭和五十年八月、世話人代表、小山五郎。
◇昭和五十一年一月、シンポジウム「安楽死」開催。

◇昭和五十二年一月、シンポジウム「植物状態」開催。八月、世話人代表、渡辺淳。十月、「心筋梗塞共同調査」（第二回）実施。十月、シンポジウム「死をみとる医療」開催。

◇昭和五十三年六月、「実地医家のための会」を母体として渡辺淳が中心となり「日本プライマリ・ケア学会」を設立。

◇昭和五十五年十二月、シンポジウム「死をみとる医療」開催。

◇昭和五十六年二月、第二〇〇回記念例会。二月、「脳血管障害共同調査」（第二回）実施。八月、世話人代表、鈴木荘一。

◇昭和五十七年二月、日本医学教育学会と合同例会「生涯教育をめぐって」新しい医療倫理。十月、「心筋梗塞共同調査」（第三回）実施。

◇昭和五十八年二月、創立二十周年記念例会「新しい医療の創造的実践を求めて」。柳田邦男特別講演ほか。十一月、「やさしいホームドクター講座」（全九冊）をグロビュー社より発行。十二月、脳死・臓器移植と関連して、「実地医家は死をどうみるか」例会。唄孝一、藤田真一、太田和夫ほか。

◇昭和六十年二月、「私たちがめざす家庭医」例会。七月、阿部正和「私の家庭医論」（『人間の医学』一一七号）八月、世話人代表、日向野晃一。九月、『人間の医学』

一一八号、「家庭医」特集号。
◇昭和六十一年二月、第二五五回例会、「福岡実地医家のための会」発足。十二月、第二六四回例会「生涯教育」。
◇昭和六十一年三月、慈恵医大の第一回家庭医実習始まる。本会から指導医一一名。四月、日本医師会生涯教育制度（委員長・永井友二郎）発足。
◇昭和六十二年七月、世話人代表、安田勇二。十一月、富山例会。
◇昭和六十三年三月、名古屋例会。八月、京都例会。九月、創立二五周年記念例会。十二月、「医療と宗教」。
◇平成元年三月、「家庭用血圧計」。四月、「家庭医実習」。
◇平成二年四月、第三〇〇回例会「医療におけるＱＯＬ」。
◇平成三年五月、「性をめぐって」。八月、世話人代表、川久保亮。十一月、「脳死をめぐって」。第二回「医療事故共同調査」。
◇平成四年二月、福岡例会。九月、「ＡＩＤＳ」。
◇平成五年三月、名古屋例会「開業医の未来」。七月、「二十一世紀を迎える戦略」。十一月、長崎例会。
◇平成六年三月、名古屋例会。九月、東京消防庁見学例会。十一月、「尊厳死」木村利人氏講演。

◇平成七年三月、「医者が病気になったとき」。七月、世話人代表、竹内雅夫。

◇平成八年十二月、「私の望む大往生」。

◇平成九年十二月、「生命倫理」。

◇平成十年三月、「ムンテラの科学」出版（平井信義＝著）。四月、世話人代表、神保勝一。十二月、「医者と患者＝ロールプレイ」。

◇平成十一年四月、平塚のホスピス「ピースハウス」見学、日野原重明先生。七月、第四〇〇回記念例会、唄孝一教授講演。九月、北海道（帯広）例会。

◇平成十二年六月、函館例会「地域医療」。

◇平成十三年四月、「介護保険一年の問題点」。

◇平成十四年四月、「開業医の生活と意見」例会。

◇平成十五年二月、創立四十周年記念例会。「日本の開業医」出版。七月、世話人代表、矢吹清人。

これまで行なった主題と調査

「実地医家のための会」が今日まで、毎月の例会で討論してきた内容、また機関誌『人間の医学』に発表してきたことがらを整理してみた結果は以下のごとくである。

例会で取り上げた「演題数」はかなりの数にのぼり、このうち会員が自らの領域の課題を取りあげ、会員同志の調査や討論を行なったものがその八割、大学教授や専門医に講演や指導をお願いしたものが二割であった。いいかえれば、われわれは過去四十年間、エネルギーの八割を自分たちの領域の課題に取り組み、二割のエネルギーを新しい医学の進歩吸収にふり向けてきたことになる。

われわれが実地医家独自の課題として取り組んだ「主題」の主なものをあげると、[表-1]のようなものであった。次に、調査活動として本会が行なってきたものは[表-2]のごとくで、大学あるいは専門医では調査し得ない、貴重な資料として注目されるものである。

［表―1］実地医家独自の課題として取り組んだ主題

1.実地医家が取扱う疾病の種類
2.言葉による医療
＝カウンセリング
3.人間中心の誤診論
4.病気の重さについて
5.初期診断・初期治療
6.往診・在宅ケア
7.死をみとる医療
8.死の判定・脳死
9.医療における説明と承諾
10.医療事故・医事紛争
11.臨床医学の方法論と
法学的方法論
12.医学教育・生涯教育
13.患者教育
14.病歴のとり方
15.日常診断のコツ
16.救急医療・急病
17.予後のたて方
18.リハビリテーション
19.痛み
20.発熱
21.不機嫌
22.不定愁訴
23.不眠
24.血圧
25.腰痛・疼痛性疾患
26.カゼ
27.胃腸炎
28.急性腹症
29.神経症・心身症
30.うつ病
31.高血圧
32.狭心症・心筋梗塞
33.脳血管障害
34.糖尿病
35.痛風
36.各種、各部の癌
37.老人医療
38.老人ぼけ
39.子供の発育
40.小児外来のコツとヒント
41.育児相談
42.先天性股関節脱臼
43.予防接種
44.薬物過敏症
45.外来臨床検査
46.クスリ・薬効判定
47.運動処方
48.気象、気候と疾病
49.地域医療
50.私はこうしている

［表—2］「実地医家のための会」が行なった調査活動

1. 心筋梗塞共同調査（1）	永井・森杉	昭和41年
2. 昭和42年末〜43年1月のカゼ	永井友二郎	昭和43年
3. 脳血管障害共同調査（1）	永井ほか	昭和45年
4. 香港カゼの記録	永井・日向野	昭和46年
5. 往診に関するアンケート	上田篤次郎	昭和47年
6. 最近の育児傾向	光山恭子	昭和48年
7. 医療事故のアンケート調査（1）	永井友二郎	昭和51年
8. 心筋梗塞共同調査（2）	森杉・永井	昭和51年
9. 今年の流感	天野　曄ほか	昭和52年
10. 風疹の全国アンケート調査	天野　曄	昭和52年
11. 脳血管障害共同調査（2）	永井ほか	昭和56年
12. 心筋梗塞共同調査（3）	森杉ほか	昭和57年
13. ウイルス肝炎共同調査	向平 淳ほか	昭和58年
14. 医師生涯教育に関する調査	永井友二郎	昭和59年
15. 心筋梗塞共同調査（4）	森杉昌彦	平成1年
16. 医療事故の共同調査（2）	永井友二郎	平成3年

「プライマリ・ケア」の胎動

「実地医家のための会」が、こうして次第に理解され、成長し、日本の医学界から大きな評価を得るに至った理由の一つに、会が行なってきた各種の「共同調査」が学術資料として有用であったことがあげられると思う。

われわれが調査する母集団は、大学や専門病院を訪れる病人たちと異なり、その地域での住民全体であり、そしてそこから自然発生した疾病や心身上のトラブルがそのままの頻度で外来を訪れる。また、疾病のごく初期の実態をきめ細かく調べることができる。重い病気やまれな病気が多く集る大学、専門病院と基本的に異なる点である。

この意味で日本の医学、そして世界の医学はこれから、第一線実地医家の統計にもとづく「臨床医学」を積極的に開発しなければならない。私たちは共同調査により、よい統計資料を開発、発表するたびに、自らの社会的使命を実感してきた。そしてプライマリ・ケア医学、家庭医学の重要さを痛感したのである。

われわれはこれらのことを、自分たちの自由な、そして自主的な発想で、何の見返りも考えずにつづけてきた。ごく自然に、医師としていまの医学界が残している大きな

「空白」を埋めなければならないと考えたのである。同じ目標を目指す仲間ができ、この学習・研究は軌道に乗った。

昭和五十八年、文部省が「二十一世紀へ向けての医学と医療」なる特定研究を発足させたとき、その多くの教授たち委員のなかに、「第九班医師養成（班長・阿部正和氏）」の委員に「実地医家のための会」を代表して私が委嘱された。

また、かねてから論議を呼んでいる「家庭医」の問題について、厚生省は一三名の委員による「家庭医に関する懇談会」を発足させたとき、この委員に本会から鈴木荘一※、渡辺淳※の両氏が参加している。

また昭和五十三年、アルマ・アタで「プライマリ・ヘルス・ケア」の宣言があった年、我が国でも「日本プライマリ・ケア学会」が発足した。これは日本医学界の代表として、佐々貫之※、日野原重明※の両氏が、日本にプライマリ・ケアの学会をつくるには、この道ですでに永年の実績をもつ「実地医家のための会」が母体になってつくってほしいとの

※**鈴木荘一**――大田区山王の内科開業医、実地医家のための会世話人代表、死をみとる医療を実践。
※**渡辺　淳**――大田区山王の開業医、日本プライマリ・ケア学会を設立した。
※**佐々貫之**――東京大学内科教授、千葉大学第二内科では堂野前教授の前任者。佐々廉平先生の弟。
※**日野原重明**――聖路加国際大学病院長、同看護大学長、京都大学出身。

申し入れを受けて、昭和五十三年六月、「実地医家のための会」創立十五周年の記念事業として設立された。当時の「実地医家のための会」の世話人たちは、ポケットマネーをそれぞれ四万円づつ拠出し、その資金とした。

「プライマリ・ケア学会」の設立

「実地医家のための会」の会員であり、「日本プライマリ・ケア学会」の有力なメンバーであった三尾奎三氏は、「日本プライマリ・ケア学会」の設立時にあたっての様子を次のように記している。

昭和三十八年二月に「実地医家のための会」が創立されたが、その当時の日本の医学界の実情は、細分化、専門化が進み、一般医の立場はまったく孤立していた。既存の学会の多くは医療に目をむける余裕はなく、医学の発展と世界の新しい流れに遅れないように研究に追われている状況であった。したがって、一般医は医学の現状と自分との間にある埋め難いギャップのなかで失望感、孤独感、疎外感をいやというほど味あわされていた。

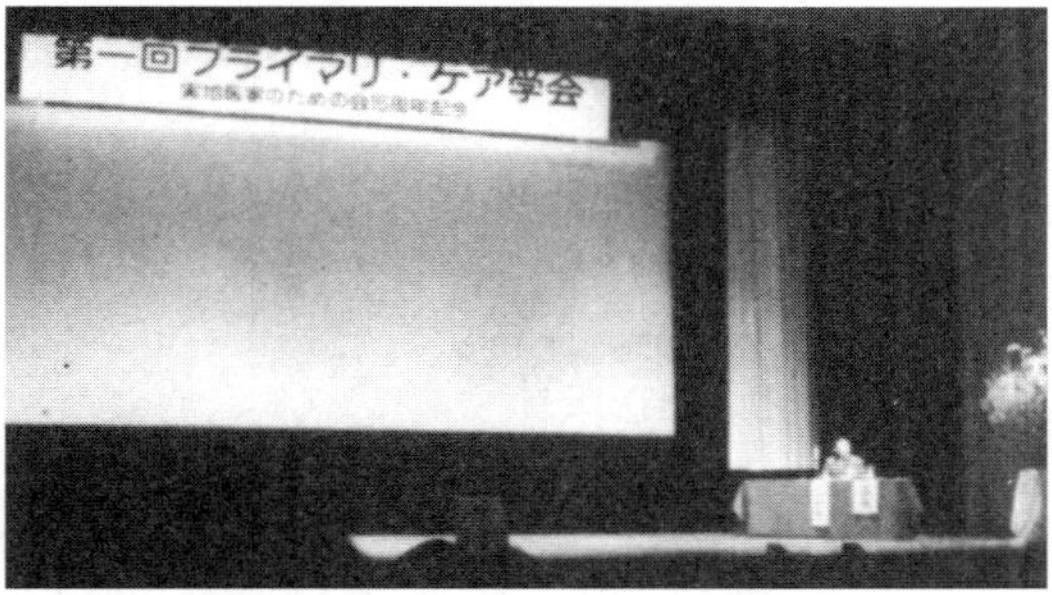

第一回プライマリ・ケア学会（於・笹川記念会館）
昭和53年6月11日

このような状況のなかで孤立している開業医が学術的な連携をもち、その固有の持ち場に対する認識を高め、人間的な医療を育てるために会を持とうと永井友二郎は提言した。これに多くの開業医が応えて「実地医家のための会」が生まれ、これに時代の流れによって生まれたプライマリ・ケアの思想が加わり、昭和五十三年六月十一日、「日本プライマリ・ケア学会」は渡辺淳世話人代表の開会宣言によって発足した。

渡辺は「プライマリ・ケア」についてはすでに昭和五十年頃から注目し、そのころ会員の有志と二回ヨーロッパ視察旅行をした。その年五十二年に佐々貫之先生と出会って、勇気づけられ、学会創立を決意したのであった。そして渡辺はまず永井に相談し、「『実地医家のための会』主催で学会開催のようなことをしてもよいか」と意見を求めた。このことは会の根本に関わることだったので、とくに会の創始者である永井に相談した。永井はすぐに賛成し、渡辺代表は勇気づけられて準備にかかったのである。

渡辺は世話人の全員一致の賛成を得、また寄付金を仰いで第一回の「プライマリ・ケア学会」の開催にこぎつけたのだった。その第一回大会の趣意書は次のごとくであった。

「我が国において医学の進歩は著しく、多数の医学会が存在して日夜進歩を競っています。しかし医学会のほとんどは『病気』のための学会であって、根本において真理の追求をその主たる目的としています。しかし、われわれ医療にたずさわる者にとっては、『より真理である』ことを明らかにすることよりも、『よりなにかしら善い』ことを実践するのが目的となっています。すなわち高い倫理性と有用性の追求、そしてその実践がこれです。

人類はよりよい生活を求めて医療を生み出し、医師にこの高い倫理性と人間生活への有用性をもって社会に奉仕するよう期待しています。この期待にこたえるためには、われわれ医療にたずさわるものにとって、従来の学会と違った『医療のための学会』『病人と人間の安全のための学会』がぜひ必要です。

この学会はあくまでも、上述の目的のための学問研究会であって、あらゆる政治的なイデオロギーや、活動とはまったく無縁です。今後広く各方面に賛同の人々を求めるとともに、地道にゆっくりと確実な歩みを続けていきたいと念願している次第です」――。

渡辺淳氏は日本における「プライマリ・ケア」の意義を次のように述べている。

「プライマリ・ケア」の考え方は二十世紀の文明の真っ只中に生まれた大きな世界思想によるものといってよい。サルトルをはじめヨーロッパの思想家は、これからの社会の基本として、全員参加の原理、総合の原理を述べている。

歴史的には、「プライマリ・ケア」の概念をはじめて紹介したのはイギリスのB.Dawson（一九二〇）であり、その報告書のなかで「健康維持と疾病治療のための最高手段があらゆる市民の利用できるものでなければならない」、また、予防と治療サービスについて「緊密にれんけいさせ、ともに地域社会の営みや個人の医療を包括的に担当する一般医の領域内におくべきである」と主張している。

これを保健医療面で端的に示したものがスウェーデンの保健福祉サービスであり、その内容は「プライマリ・ケア」の重視であり、原理的には参加、総合化、強制なき自己決定、ノーマライゼーション、継続性、近接性、計画性、弾力化であり、施設ケアを例外的とし、在宅ケアを原則とする方向が見られる。すなわち、「プライマリ・ケア」は一つの二十世紀の文明と考えてよい。したがって「プライマリ・ケア」こそが二十世紀・二十一世紀の医療の基本であると考えている。

アルマ・アタ宣言（一九七八）

ちなみに、「プライマリ・ケア」という言葉が医学界で広く使われはじめたのは、「アルマ・アタ宣言」以来である。

「アルマ・アタ宣言」とは、WHOとUNICEFの二つの国際機関により共催された「プライマリ・ヘルス・ケアに関する国際会議」（一九七八年）の決議である。会議場がソ連カザフ共和国の首都「アルマ・アタ」であったため、この名称が付された。内容は、「紀元二〇〇〇年までに、地球上のすべての人類にWHO憲章で定められた健康権を保障するための具体的な戦略目標を示した」もので、次のようなものである。

「プライマリ・ケアとはその国と地域社会の経済・社会・文化・政治を十分に反映させたもので、地域住民の十分な理解と参加によってすべての人がその恩恵を受けることができる保健医療サービスである」（要約抜粋）

「プライマリ・ケア」こそ究極の医学

「日本プライマリ・ケア学会」は設立されてからすでに二十五年の歳月が過ぎた。その間、「プライマリ・ケア」という言葉もほぼ定着し、会員も四、〇〇〇人を超える立派な学会となった。私はこの学会設立の母体である「実地医家のための会」を発足させたひとりとして、科学としての医学の時代から「人間の医学」の時代へ、歴史の転換期を多くの全国の仲間たちと歩んできた。

私は「実地医家のための会」で学んだ過去四十年の足跡をかえりみ、川喜田愛郎教授の『医学概論』を読み直してみた。また、これに関連して川喜田教授に「実地医家のための会」発足後三年目の第三二回例会で講演していただいた記録も読み直した。

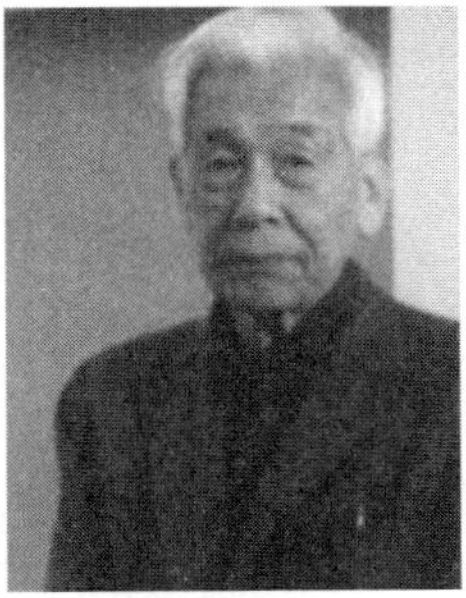
川喜田愛郎 教授

川喜田愛郎教授は一九〇九年生まれで、東京大学卒業後、千葉大学医学部細菌学教室主任教授となり、専攻はウイルス学である。千葉大学学長も歴任している。多くの著書のうち、『近代医学の史的基盤』（岩波書店、一九七七年）は学士院賞を受け、また『医学概論』は各方面から高い評価を受けた名著である。

「実地医家のための会」第三二回例会（一九六五年十一月、東京の都市センターホール）で川喜田教授は「基礎医学者からみた病気」の題で、「実地医家のための会」機関誌『人間の医学』を読んで会の性格を知り、「こういうところでこそ病気のことを一緒に考えることができる」と考えて出てきたと前置きされ、次のような話をされた。

私は医学の学校を出て、今でも医学の学校に勤めているので、病気ということはもっとも主要な問題でなければならないのであるが、基礎医学をやっていると実際に本当の病気に出合ったことがない。そして私は個人的にいうと、私たちが接触する大学の臨床家というのはあまり好きでない。

しばしば、病人に本当の治療をしているのかどうか、私からみて疑問なことがときどきある。もちろん例外はたくさんあるが、概していうと、例えば「おもしろい患者がきた」というような非常に不謹慎な言葉をときどき失言する。それなら本当の学問をしているかというと、私の目からは信用できないものがしばしばある。医者でもなければ学者でもないような大学の臨床教室が率直にいって少なくない。それで私は大学の臨床家に病気のことをあまりうかがう気がしない。

私は教師になって十五年くらいになるが、卒業まぎわの学生から次のような不満を聞くことがある。「自分は間もなく卒業するが、いったい医学とは何か、自分たちがこれから何をどういう方法でしていったらいいか、肝心な心棒になることを教わった覚えがない。まことに残念である」――。これは千葉大学の学生だけの不満でなくて、多分ここにいらっしゃるすべての方が、ある程度似たような経験を過去にお持ちになっているのではないか。

ところで、よく聞く言葉として「医者は病気を治すのではなく、病人を治すのである」ということがある。これには私も深い知恵が込められていると思うが、しかし考えてみると、それはそんなに簡単なことであるかどうか、そうやさしいことではないという感じがする。

病気というものは、人間の場合は単なる生物学的な現象だけでなく、こころというものを持った生物の現象だから、第一に苦痛および活動のさまたげ、それから放っておいたらもっと悪くなるかもしれないという心配、さらに進んで死ぬかもしれないという危惧、そういうもろもろの不安が絡み合う。そして人間の場合はさらに社会生活をしている人間であるから、経済的不安やその他さまざまな、もうひとまわり外側の問題もそこに絡まってくる。

したがって、病気を治すのではなく、医者がそういうわずらい全体を治すのだと宣言するなら、それは実に見事であるといっていいが、それは非常に困難な責任を自分のものにする覚悟がないと、その発言はただ言うだけの念仏になってしまう。単にムード的に「医者は病人を治すんだ」ということは、ちょっと軽率ではあるまいか、と率直に申し上げておきたいと思う。

川喜田教授はこのあと、病気に対する取り組み方、臨床的アプローチ、病理解剖学的アプローチ、実験的アプローチ、正常と異常の話、内因と外因の話、細菌とウイルス、炎症、免疫などの話をされたが、私は冒頭で述べられた基本的考え方は、医学の本質を示すものであると深い感銘を受けた。

『医学概論』は一九八二年三月、前記の講演の十数年後、日本プライマリ・ケア学会設立の四年後に出版された。その緻密な論理と高い人間性・倫理性により、読むたびに心を打たれ、啓発されるものがあった。冒頭に「はじめに病人があった」の次の一文があり、本書の本質、核心を明確に示している。

「現在の医学像、その孕む大きな危険は、人が病むという事実を、いわゆる医学の型紙に合わせて裁断し、病人を現代の文明社会が生んだ病院の都合に従わせて診療するという弊を招きやすい点である。裏返していえば、病気があって医学が生まれ、病人のために医療があるという、当たり前のことが無視されがちだということを、これから医学を学ぼうとする人々に対し、強く警告する必要がある」――。

本書のなかで川喜田教授は現代医学発達の歴史をていねいに述べている。ウィーンの開業医・アウエンブルッガーによる胸部打診法の発明を紹介し、「単純きわまる手技であるが、人体というわば『開かずの間』の内部をえぐり出す、近代的な診断学の第一ページを飾る意味を持っていた」と特記していて注目される。

川喜田教授は、三〇〇余頁にわたる本書のなかで、読者に「医学とは何か」「どんな医学が求められるべきか」を明確に述べておられ、強いインパクトを受けながら読んだ。そして最後に見いだした重大なことは、最終章に「プライマリ・ケア」を取りあげていることであった。

「プライマリ・ケア医の任務はおよそ以下のごとくである。一般医であるうえに、現代的な諸科の専門医と機能的に連携する十分な能力を持った、新たな形の専門職能といっていいだろう。彼は多くの場合、病人が最初に接触する医師である。(中

略）

プライマリ・ケア医は接触したその患者について総合的医療方針を設計することが求められる。もしもその患者の病気が彼のチームの技術的処理の範囲から出るならば、必要に応じて専門病院に託する手続きがとられる。その場合、そこでも彼はプライマリ・ケア医としての責任を持ち続けるから、その専門的医療の内容に十分理解をもって、質の高い医療の管理に与る任務を持つほか、患者の経済、その他、万般の人間的配慮をすべきことが期待される」。

川喜田教授は、プライマリ・ケア医の任務は専門医への一時的委託によって終わるのではないとし、「現代医療における責任の所在のあいまいさをカバーする責任の継続性こそ、プライマリ・ケア医の特質の一つである」——とされている。

さらに、「このように、病気は単なる機械の故障ではなく、人の悩みであり、医療がはじめに病人があって生まれたものであれば、この病人に一貫した医療を提供するプライマリ・ケア医の出現は、まさに社会の期待に応えるものといってよいだろう。ここでは病人の『人間理解』がいっそう正確に求められるといってよいだろう」とも述べている。

そして最後に、「日本の歴史と社会的条件を踏まえて、わが国の地域の医師たちのプライマリ・ケア活動、また、悪い意味でのアカデミズムや官僚の企画からの自由な活動が、諸般の困難をおかしながらはじめられていることはまことに喜ばしいことである」と述べ、巻を閉じている。

このように、川喜田教授は『医学概論』の最終章に「プライマリ・ケア」を取りあげ、筆を尽くしてこれを述べている。読者はこれに前記の講演を重ねて読まれると、教授の「プライマリ・ケア」への認識と期待の大きさがいっそう理解されるであろう。

すなわち、医学の期待されるあり方にかかわるこの大著の結語に「究極の医学」として「プライマリ・ケア」が語られているのである。

われわれの「実地医家のための会」は、一九六三年二月、まだ日本の開業医が自分たちの領域の研究会も学会も持っていなかった時代、「実地医家は人間を部分としてでなく全体として、生物としてでなく社会生活をいとなむ人間としてみてゆかなければならない。われわれはこの道を開拓するために、大学の先生方が教えてくれる日が来るまで待つのでなく、自分たちの問題は自分たちで解決してゆこう」を基本理念として出発した。

それから四十年余を歩んできたが、私たちのこの医学の基本に対する真剣な取り組みは、日本医学会、日本医師会をはじめ各方面から高い評価を受けてきた。

川喜田教授が、「こういうところでこそ、病気のこと、医学のことを一緒に考えることができると考えて出てきたわけです」と、この会の目指すものを高く評価されたことも、本当の医学を目指すもの同士の共感であった。

われわれは現在、伝統的な大学医学教育の枠組み、それに従った日本医学会の枠組みのなかにいる。そのなかで、この重要な領域を担うべき「日本プライマリ・ケア学会」はいまだに日本医学会の分科会として承認されていない。これは日本医学会の科学偏重の体質と、究極の医学「プライマリ・ケア」への認識不足にほかならないと思う。

そして、川喜田教授が述べられた「はじめに病人があった。医学はあくまで病人のためのものである」という真理によって、「人間の医学」すなわち「プライマリ・ケア」はやがて日本医学会の中心課題にすえられるに違いない。日本の医学界はこの歴史の必然の道を着実に歩んでいると考えている。「プライマリ・ケア」こそ究極の医学として追求していかなければならない。

「インフォームド・コンセント」への開眼

昭和四十八年、旧・厚生省が「医事紛争に関する研究班」という八人ばかりの小さい、しかし重要な委員会をつくった。この委員会の委員長は砂原茂一先生、委員には当時、都立大学法学部教授であった唄孝一先生、大阪大学教授だった松倉豊治先生、弁護士の饗庭忠男先生などがおられた。厚生省は「実地医家のための会」のそれまでの過去十年の実績を評価して、私をこの数少ない委員の一人としたのである。

私はそれまで、医療に関する法律はまったくといってよいほど知識も関心もなかったが、三年あまり、毎月一回この委員会に出席し、法学者たちの話を聞いていたあいだに、医療における「病人の人権」の大切さ、重要さがだんだんわかってきた。

私は弱い病人のお役に立ちたいと、ごく純粋に人道的な気持で医療をやってきて、また医学がサイエンスに片寄ろうとしはじめたときに、全人間的なよい医療の学問や技術を推進したいと、「実地医家のための会」での学習を始めたのであるが、法律家は法律家の方法で、すでに医療のなかで病人の人権を守る運動をし始めていることを知った。

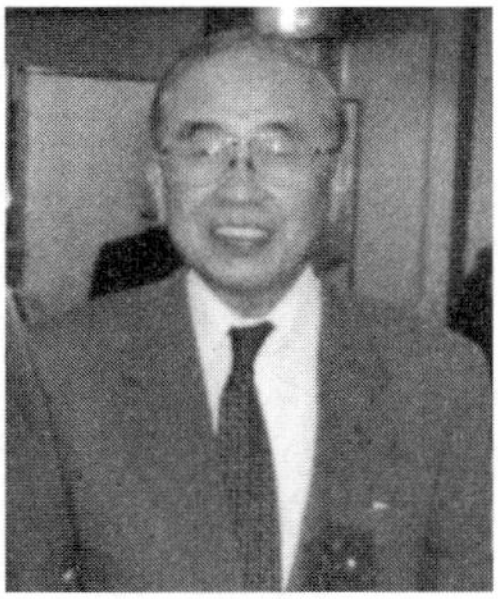

唄　孝一／東京都立大学教授

私はこの厚生省の「医事紛争研究班」で、毎回、唄孝一教授のキメ細かい論議を聞いていて大きな感銘を受けた。唄教授の発言の全部を隅から隅まで理解できたとは思わないが、その発言の根底に人間性を感じた。そして私だったら気づかず、見落としたと思うような細かい、しかしたいへん大事なポイントをしばしば指摘されたことで、敬服した。

私ははじめ、法律家というと六法全書の法文や過去の判例を適用して問題や事件の解決をする、あるいは有罪・無罪を判定する強者のイメージを持っていた。現在もそういう一面があることは事実で、そこに切れ味のするどい刃物をもたせたこわさがあり、それはわれわれ医師が、科学としての医学を病人に適用するときにも通ずるこわさがあるように思えた。

私はこの委員会で、生まれてはじめて「医療と法律」との関係を学び、目からウロコが落ちるような思いをした。

どういうことかというと、私は医師となってから長いあいだ、医療というものは病人の苦しみを和らげたり命を救ったりする、医師の人道的な行為、善意の行為で、法律とは関係のないものだと思ってきた。

ところが、私がこの「医事紛争研究班」で法学者、弁護士、厚生省の役人たちと医療と法律との関係を勉強していくなかで、医療というのは単なる人道的な善意の行為でなく、医師と患者との間の「法的行為」だということを知り、たいへん驚いた。

高橋正春氏は『医療行為と法律』(医学書院)のなかで、次のように述べている。


「医療行為の中核をなす診療行為は、外科手術から投薬に至るまで、それを外形的にみれば患者の身体に対する侵襲的行為であり、その安全性を害する行為である。したがって、刑法二〇四条のいわゆる傷害に該当し、また、民法の上からは身体権への侵害であるように思われる」


そしてこのような「診療行為」が、通常、傷害の罪や身体権の侵害にならないのはなぜか、以上のことが医師にのみ許される理由として、次の三つの条件が必要であると述べている。

第一は、診療という目的があること。

第二は、診療のための手段や方法が、その当時の医療水準からみて妥当であること。

第三は、診療内容について医師の説明があって、これにたいする患者本人の承諾があること。

以上の三つの条件がそろった場合、そして免許をもった医師である場合だけ「診療行為が許される」というのである。これが医療という行為に対する法律の基本の枠組みだったのである。

説明と承諾――国民の健康権、生命権

医事法学の歴史はそれほど古いものではない。唄孝一教授は医事法学を育てた功績で受けた日本学士院賞受賞記念講演会で、次のように述べている。

「医事法学とは何をどのように研究する学問でありましょうか。医事法学がようやく芽生えていくのは昭和三十年代になってからで、昭和三十六年の東京大学の輸血梅毒事件などの医療過誤訴訟の研究と平行して、患者の承諾、それに必要な医師の説明、インフォームド・コンセントという問題がでて、国民の生命権、健康権ということへの関心が大きくなってきました」――。

「実地医家のための会」が発足した昭和三十八年の同じ時期に、すでに唄孝一教授はす

ぐれた「説明と承諾に関する研究」を重ねられ、これが多くの民法学者の関心を集め、昭和四十四年、「日本医事法学会」が誕生する。

病人の健康権、生命権を守ることは、古来、「医の倫理」の核心の課題であった。厚生省は早くから、唄孝一教授の「説明と承諾に関する研究」、そして「日本医事法学会」の誕生に大きい関心を持っていた。

一方、私たち日本の有志開業医が設立した「実地医家のための会」について厚生省はその活動の独自性と倫理性に注目し、「医事紛争研究班」編成にあたって私を委員の一員に加え、ここで唄孝一教授と「実地医家のための会」との接点が実現した。「実地医家のための会」が発足して十年目の昭和四十八年であった。

唄孝一教授の学士院での講演によると、医事法あるいは医事法学といっても「医事法」と名付ける特定の法典があるわけではない。医療に関する法律は現在のところ、さまざまな法域に散らばっていて、これらを総合し、できれば体系化したいという動きがある。そういうところに、今日の医療と法律との関係の深さがある。そして、前述の「患者の権利」というものに対する共通の認識、「説明と承諾」という問題がでて、国民の生命権、健康権への関心が高まった。

この国民の健康権が、昭和四十年代なると総合的、学際的なライフサイエンシズが始まり、これが昭和五十年代には「バイオ・エシックス」という運動を誕生させた。「医事法学」はこのバイオ・エシックス運動の一部であり、重要な役割を担っているものである。

そして、医事法学の行なう手順・方法は、法学者の基本的な思考として、まず一般的基準を打ち出し、そのあとに起こってくる事象に対し、その一般的基準によって具体的事例を処理する。

その方法は、第一に、「事実」をていねいに調べ、事実を正確に認定する。第二には、もろもろの「価値」に対して公平にオープンに胸を開く。第三に、「判断」するときは、その判断の責任をとらなければならない。

事実調べがあいまいなままの無理な判断は許されることではない。いくら調べても納得できない場合には、不決断をおそれず、不決断のそしりに耐える慎重さをもたなければならない。

唄教授は続けて述べている。

医療をよくすることができるのは医療従事者である。倫理委員会が医療をよくすることはできない。医事法学者が医療をよくすることもできない。医療をよくする責任は、医師をはじめとする医療従事者にある。このことをまず、確認しておきたい。

しかし同時に、医療従事者だけでは医療をよくすることはできないと思われる。医療従事者以外のものが、どのような意味で医療をよくすることにかかわりうるか――。私の責任を明らかにする意味で、法律家の責任ということを詳しく考えたい。医事法学とは、この立場から医療にかかわる学問である。

医事法学の第一段の課題は、「医療過誤訴訟」における法の役割である。そして、その次の段階として、ライフ・サイエンシズあるいはバイオ・エシックスの一環として法律家の判断が求められ、「臓器移植」の是非、それに関連して「脳死」を個体死として認めるや否か、あるいはまったく別のことであるが「体外受精」を受容するか否か――というような問題が生じてくる。

つまり、医事法学はいま、これらに代表されるような生命の起点・終点への「人為的介入」という大きな問題、領域にかかわらざるを得なくなっている。世間一般からも医学界からも、法学者の評価が求められている。

患者の人権、国民の生命権、健康権というものにもっともセンシティブであるべきものが法律および法律学であるから、法律家はこれの判断を避けることができないし、人々がその意味で法律家をかえりみ、頼りにするのも当然と受けとめている。すなわち、それら高度の医療に対する「ゴー・ストップ」のシグナル役を法律家に期待するのも無理ないことといえよう。

このような場合、アメリカでは各種の社会規範、あるいは価値がせめぎ合う場として法廷が用いられることが多く、日本ではカレン裁判のようなものがあまり法廷にでない。そのいずれがよいかは置くとして、法廷でなくてもそれ以外の法の運用の場、社会的な場で、法廷の場における手続きの保障という筆法を用いた新しい社会的合意づくりができないかどうか、重要な課題だと考えている。

唄教授が以上に述べているように、医療というものは、医療従事者だけで完遂できるものではない。医事法学をはじめ多くの隣接の学問、ひろく人類文化全体の支援が必要である。

医療事故――日常的な危険

多くの医師たちは「医療事故」はたまたま起こった「災難」ととらえ、普通の医療の例外と考えている人が多いようである。しかし、すべての医師はこの考え方を根底から訂正する必要がある。

医療事故は、私たち「実地医家のための会」の調査でも、決して例外的な災難ではなく、日常的に「いつでも起こりうる」ものであり、医療というものが背負っている「日常的な危険」である。われわれはこのことをはっきり意識する必要がある。

「医療事故」の定義を正確にしておくと、法律では「医療事故」とは、「医療が開始されてから終わるまでの間に、予想以外のことが起こった場合をいう」――とされている。また、この医療事故が医師の過失によって起こったものを「医療過誤」といい、医師の診療上の過失の有無とかかわりなく、患者側の不満や医師と患者側とのあいだのいろいろの表面に出た争いを「医事紛争」という。

すなわち、医療事故というのは医師の過失と関係なく、予期せぬことが起こった場合のすべて、すなわち「ひやっ」としたり「おやっ」と思ったりしたことのすべてが医療事故と定義されている。

では、われわれの日常診療のなかでどれくらい、またどんな医療事故があるか、私は「実地医家のための会」で、昭和五十一年と平成三年の二回、調査してみた。この結果をまとめてみると、一六一名の会員から一六五件の医療事故が報告された。一人平均一件の事故を抱えていたわけで、その内容をみると、死亡例が四二件で四人に一人は死亡事故を抱えていた。医療事故の種類としては、「薬の過敏症」が七八件で一位、第二位は「注射事故」が三二件、第三位は「誤診」で二七件、「薬のとりちがえ」が一三件あった。

このように、私たちは診療をするたび、つねに予期せぬ事故が避けられない。そして、その数が決して少なくなく、しかも少なからぬ「死亡事故」があることを知っておく必要がある。

私は千葉大学の学生時代、このような講義を聞いたことがなく、医師となってからも長い間、医療と法律だとか、この医療事故のことを知らずに過ごしてきた。

前述したように、私は厚生省の医事紛争研究班でこれらのことをはじめて学んだわけだが、委員の一人であった都立大学の唄孝一教授は、この医療事故に関連して私たち医師に、次のことを強く訴えておられた。

唄教授はつねづね自分自身に対して大変厳しい方で、私はその人柄を心から尊敬しており、唄教授の言葉は私がいままでに知ったどの「医の倫理」の言葉よりもはるかに厳しいものと思っている。

「医療を受ける者はつねに泣く覚悟を要する。泣かねばならぬ危険を覚悟で、医療は求めざるを得ない。医療にはこんな悲しい宿命がある。しかし、このことは患者だけに悲しさを忍ばしめるものではない。医師は医療のこわさを銘記し、患者が泣き叫ぶ以外に救いがない宿命のなかで、医療を託していることを知ってほしい。そして傷つけられ、あるいは家族を失うことになった人びとが、泣くことをも忍ばしめるだけのきびしさをもって、医療の場を設定し、医療にのぞんでほしい。ここにこそ、医師の倫理が示されるのではなかろうか」――。

われわれ医師は自分たちの仕事について、大きい「おそれ」の気持ちをもっていなければいけないと思う。

医師が病気を診断できたり、外科手術で治したりできるのは、世間一般の人からみれば、ただごとでない。人間わざではない。しかし、われわれはひとたび医学生となり、また医者となってしまうとこれらのことを当たり前と考えるようになる。医学の世界、医者の世界には人間の「からだ」や「いのち」に対する「おそれ」の気持を忘れさせるものがある。この医療の世界の観念で、大事な神経をマヒさせてはいけないのである。医師はどれだけ腕をあげ、肩書きがついて偉くなっても、医療を受ける人の立場、病人の心を忘れてはならないということを、はっきり心にすえておく必要がある。これこそ次に述べる慈恵医大の創立者・高木兼寛※先生の建学の精神とまったく符合するものである。

「病気を診ずして病人を診よ」――。どんなに医学が進歩し、高度化しても、病人のこころ、病人の立場に立って治療することを忘れるなということである。

医療事故が起こった場合の医師・患者関係は厳しい。しかし、こんな場合にこそ、医師も一度、患者の立場に立って考えてみる必要があるであろう。第二回共同調査のなかで、私は次のように述べた。

「このような予期せぬ事態が起こった場合の患者の身になって考えてみると、患者は医師以上に大きな不安、そしてショックを受けることが普通だと思う。自分のからだといのちがかけられ、どうなるか予測がつかない場合、患者が強い不安におそわれ、医師への信頼が根底からゆらぐのは当然と思われる」——と。

第二回の調査にける医師・患者関係をみてみると、調査九八件のなかで、患者が「不満」を申し立て、あるいは「クレーム」を述べたものが三〇件あった。前回の第一回調査六七件では、「クレーム」を申し立てたもの二〇件で、偶然かもしれないが両者とも三〇%でほとんど同率であった。

次に、患者に対する医師の「説明」のところをみると、報告された先生方はみな、よく「説明」されていた。これに対する患者側の「納得」状況を見ると、紛争となったものが一〇件、信頼を失い医師・患者関係がなくなったものが二三件、説明で納得したものが五三件、記載なしなど一二件で、約四割の患者が医師から離れていった。

ここで、医師自身が自ら「過失」と考えたものは九八件中三五件で、その内容は「薬のとりちがえ」「薬物過敏反応」「診断」にかかわる問題の順であった。また、医師が「過失」ありと考えたものの、患者との対応は次のごとくであった。

※**高木兼寛**——東京慈恵会医科大学の前身『成医会講習所』を設立。海軍大医監。脚気対策に成功。ビタミン発見のきっかけをつくった業績として世界的な評価が高く、南極の『高木岬』の地名となった。

一、紛争――裁判	二件
二、患者不満で他院へ、かつ見舞金支払い	一〇件
三、医師の説明で納得	二一件
四、不明	二件
計	三五件

また、医師が「過失なし」と考えたもののなかに、紛争から「裁判」になったものが八件あった。すなわち、第二回の医療事故調査九八件中、裁判に持ち込まれたものは一〇件であった。ちなみに、第一回調査の六七件では、裁判に持ち込まれたもの一件、医師会の医事紛争委員会に託されたもの三件であり、医療事故には裁判に持ちこまれないものが多いことに注目する必要がある。

そして、この二回の調査で目立つことは、実地医家の日常診療に医療事故がきわめて多いということ、そしてそのなかに死亡事故が少なくないということである。この調査にあたり、会員から次のような心境が寄せられた。

「ていねいに診察し、カルテに十分綿密に書き、病診連携※をよくすることが大切。医療事故は病人を多く診すぎることと、医師・患者の性格によっておこると思う」。また、「私は事故をおそれ、消極的になり、やっかいな患者は避けて、毎日事故がないことを祈っています。腕のいいところは見せようとしないできました」というものもあった。

重要なことは、医療事故の実態をよく知ること、医療事故を日常診療の大きい課題として取り上げること、そして医学教育に登場させることである。

「退院」をめぐる諸問題

私の住んでいる東京の三鷹市は、人口が約十六万のベッドタウンで、大部分が住宅地だが、医師会は会員数約一八〇名で三鷹市医師会という。この三鷹市の周辺には杏林大学病院、武蔵野赤十字病院、都立神経病院、都立府中病院があり、行政機関は三鷹市役所と三鷹保健所のほか在宅福祉公社、そのほか老人ホーム、老人病院、個人の一般病院などがある。

※**病診連携**——患者を中心にしてよりよい医療をおこなうため病院と診療所が協力しあうこと。入院あるいは高度な検査が必要な場合は、かかりつけ医から病院に紹介。また逆に入院患者が退院する場合は、地域の開業医に紹介するなど。

この三鷹市では、昭和五十五年に第一回の「難病検診」を医師会が中心となって、三鷹市、三鷹保健所、都立神経病院が協力して行なって以来、地域医療の連携活動が活発になり、地域医療、地域ケアの体制づくりが進んだ。

現在、この地域ケア活動の中核となっているのが、毎月第二月曜日の午後に開かれる「地域ケア会議」で、場所は三鷹市医師会館の広い会議室で行なわれ、医師会の担当理事が座長となり市役所、保健所、杏林大学病院、武蔵野赤十字病院、都立神経病院、在宅福祉公社、老人ホーム弘済ケアセンターなどの代表約四十人を集め、毎回連絡会議を開いている。

この会議は、三鷹市の保健・医療・福祉に関係する主だった人たちが全部顔をそろえており、幸いに大変なごやかな雰囲気のなかで、地域医療の連絡がはかられてきた。

しかし、問題がないわけではなく、次のようなことがあった。

ある日の議題の一つとして、都立神経病院の保健婦から、「Aさんという患者さんが十日ばかりのち退院することになったので、退院後の主治医を決めていただきたい」という申し出があった。病気は「筋萎縮性側索硬化症」（ALS）であった。

この会議では、以前からもこういう形で病院からの退院患者について、退院後の地域ケアのチームづくりを打ち合わせてきたが、私はこの日の場合、とくに病院側から十日後に退院の日取りまで決めてきている点で、病院の医師およびその保健婦の医療に対する考え、ことに主治医に対する考えを改めてもらわねばならない——と強く感じた。また、この会議に出席している全員に対しても、このことは注意しておく必要があると思った。

それは次のような理由からである。

医療というものは、患者さんがかかりたいと思う医師を選んで、自分のからだをあずける決心をしたうえで、はじめて行なわれるものである。だから、主治医になってくれそうな医師を推薦するのはいいことだが、患者さんがその医師の顔も見ず、話もまだしていないでその先生にかかる決心をするわけがなく、いやだという場合もありうる。

この医療のいちばん大事なところをていねいに扱わないで、「十日後に退院するからよろしく」といっているところに、現在の病院の医師、そしてそれに洗脳されている保健婦たちの大きな問題がある。

それで、私はこの会議ではふだんあまり発言しないのだが、ここは大事なところだと思ったので発言を求め、「患者さんの意志や選択を大事にしてほしい」と申しあげた。そして、「この退院の問題については、法律家の側から注目すべき見解がすでに日本医事法学会で発表されているので、ぜひ頭に入れておいてください」と付け加えた。

というのは、私の印象では市役所、保健所などの職員、病院の保健婦たちは、私たち開業医よりも病院の専門医のほうが偉いと思っている人が多いようにみえる。それで、このような場合に、私がひとりの開業医として以上のような発言注意してもあまり身を入れて聞かないおそれがあると思ったので、一言つけ加えて法律家の見解を述べたのである。そして将来、「退院」に関してトラブルが生じ、「裁判」となった場合、裁判官は判決を決めるうえで参考資料とする文献である、と申し添えて平林勝政教授の報告の概略を説明した。

私が紹介した、退院に関する法律家の見解は次のようなものである。

平林教授の報告は、「継続医療」が必要な患者の「退院」をめぐる法的諸問題を述べており、概略次のようである。

まず「在宅医療の条件」として、第一に医師が在宅に移っていいとの「医学的判断」をすること、第二にその十分な「説明」を患者に与えた上で、患者が「自己決定」すべきこと、また患者から退院したいむね意志表示があったときは、この患者の「意志」は尊重さるべきである、としている。

そして「環境の評価および整備」として次の具体的条件をあげている。

（一）在宅医療における家族の承諾。
（二）在宅に移り得るか否かを正しく判断するため、医師、保健婦その他が環境を評価する。

そして最後に、「在宅医療に移行する際、医師が負う義務」として、次の五つをあげている。

（一）在宅医療チーム形成義務。
（二）医療技術講習指導義務。
これは主たる介護者である家族に必要な医療機器の使用方法を習得させることである。
（三）定期的診療義務。
退院後、患者側の求めがなくても週一回とか二回とか、定期的に往診すること。
（四）絶対的応招義務。
患者からの求めがあった場合、必ずこれに応じなければならない。ただし、病院の医師が行くか、地域の開業医が行くかは、ケースバイケースでよい。
（五）バックベッド確保義務。
重い病気で再び入院の必要が生じた場合、これに対処するためであるが、入院先は必ずしも以前の病院でなければならないわけではなく、緊急事態に対処することが必要。

としている。

私の発言が終ったあと、座長と保健婦から「大変いいお話をありがとうございました」と感謝されたが、本音は少々びっくりもした様子であった。

法律家は病人の「人権」を第一に考えるので、医療現場の実情とはかならずしも一致しないことがしばしばあるのは確かだが、私たちは医事法というものが今日すでに医療の一部として定着していることに鑑み、これを医療現場の実情によくマッチするよう日頃から助言していく必要がある。

医療は「ことば」に始まり「ことば」で終わる

われわれは長いあいだ、医師は科学としての「医学」だけをひたすら学ぶことが、よい医師となる道と教えられてきた。医学以外のことに気を散らしたり、病人の希望や考えを聞くことは、良い医師、学問的な医師のすべきことでないと言われてきた。

この伝統的な「サイエンス重視」の考え方はいまなお医学界に強く残っているが、この医学万能の思想は近年、大きく修正され始めており、その具体的事実は過去二回の日本医学会総会が「人間」あるいは「ヒューマニティ」を大きい柱の一つとしたこと、また昭和六十三年、旧・厚生省が医師国家試験出題内容に「医療総論」の多くの課題を加えたことなどにみることができる。

すなわち医療はいま、二十一世紀において大きくその方向を変えはじめており、医学が科学性、専門性を強め、機械化し、技術化していくなかで必然的に失われていく病人の「人間性」を取り戻し、これを重視する「総合的医療建設」の活動が成長してきている。

具体的には、日本医師会武見太郎会長時代の地域医療、コンプリヘンシブ・メディシン指向の活動、昭和三十八年から今日に至る「実地医家のための会」の活動、昭和四十四年に設立された日本医事法学会あるいは日本医学教育学会の活動、さらには昭和五十三年設立の「日本プライマリ・ケア学会」、その他多くの活動が医療における人間性回復、総合性確立へ向け展開されてきた。

現行の日本医師会「生涯教育制度」において医師の学習すべき課題として、開業医はもとより勤務医に対しても「純医学的課題」だけでなく、「境界領域」の幅広い学問や病人の人間理解に必要な歴史・社会・文化一般にわたる多くの課題を学習することを求めているが、これもその具体的事実として注目される。

そしてこの大きい流れのなかで、医療における「ことば」は、そのもっとも基本的な課題として注目される。

もともと、病人の「患い」はその人固有の歴史と文化に深く結びついたもので、その「人生観」と深く関わるものである。病人が何に困り、何を求めるかは一人ひとりその内容が違うのが普通で、その違いはその病人にとって大きい意味がある。

そして、このような千差万別の病人の患いを医師に訴え、医師の側からもこれを詳しく聞き取り、あるいは医師の対応を病人に伝達するものは、医師と患者との対話――「ことば」以外の何ものでもない。

この意味から、医療は「ことば」で始まり、「ことば」で終わるといってよいと思われる。医学がいかに進歩し、医療器械がどれだけ進んでも、医療を提供する者が病人の求めていることがらを理解できなくては、医療は的はずれとなり、病人を苦しませ、あるいは悲しませることになる。

人間理解の方法——全体と部分の視点

人間は一人ひとり、固有の遺伝的素質と生活背景、そして独自の生い立ちの歴史をもち、そのなかで形成された個性、感性、信条、価値観、人生観をもっている。したがって、一人の人間を心身両面から理解することは容易でなく、ただ漠然と理解しようとするのでは、その理解はきわめて不十分となるおそれが多い。それで、私は次の三つの視点をもつことを日ごろから心がけており、その重要性を実感している。

病人の身になって考えること

私は病人の人間理解の基本は、この「病人の身」になって考えることだと思う。私は前述の人間的医療建設を目指し、同僚とともに「実地医家のための会」を四十年間続けてきたが、その考え方は病人の「人間性回復」であったから、私は医師のなかでは病人の立場を考えることが比較的できる部類の医師だと思ってきた。

しかし先年、実際に自分が病人として医療を受ける立場に立ってみると、そのときはじめて「してもらいたくない」あるいは「受けることが心配」な検査や治療がいろいろあることを知った。そしてもし、検査や治療をするならどういう「意味」があり、どれだけの「効果」が期待でき、不成功や「危険」の確率がどれくらいか、ぜひ分かりよく説明してほしいと痛感したのであった。

「相手の身になって考える」――ということは、このように本当に自分がその立場に立ってみないとなかなかできにくいことである。医事法学では、早くから医療を行なう医師の責任として「十分な説明による病人の納得」を義務づけているが、医療の現場はまだ医学中心、医師中心の残渣が強く、医師の説明は依然不足がちである。

生い立ちの歴史をよく調べること

「人間」を理解しようとするときはもちろん、すべてものごとを知ろうとするとき、その「生い立ち」の歴史を調べることは、その理解・認識を深めるためにきわめて有効である。

内科診断学が現病歴の聞き取りだけでなく、その人の生い立ちから既往歴・家族歴など、その人と家族の「時系列情報」を集め、診断に役立ててきたことはその実例である。そして、診断がなおつきかねる場合、改めて病気・生い立ちの現病歴をいっそう詳しく聞き取り直すことにより、その時点での診断を立てうることを経験するが、これは生い立ちの時系列情報の重要性を示すものである。

したがって病人の人間理解のためには、本人の生い立ちを中心に家族全体の「来し方」をよく聞き取ることが大事である。

全体と部分の視点で理解すること

病人はつねに、その「全存在」として問題の解決を求めているものである。病人が訴える不安、苦痛、困惑はそのそれぞれが事実であり、そのこと自身の解決あるいは緩和が大切であるが、問題はそれだけでない。

病人が表に出し、求めていることは病人が抱えている問題の重要な部分であるが、全体でないことが多い。われわれは、訴えてきた事柄にとどまることなく、病人が抱えている問題の全体、全存在としての問題の解決に取り組む必要がある。

このことのためにわれわれは、つねに「全体と部分の視点」をもっている必要がある。何らかの心身の異常がある場合、「この病人の困惑、苦しみの全体像は何か」――すなわち、その人の人生観、死生観、打ち込んでいる仕事、希望、喜び、楽しみ、誇り、家庭生活、社会生活、友人関係などがどういう状態におかれているか、本人の「プライバシー」を侵さない範囲でよく理解する努力が必要である。

このような病人の「全存在」に対する理解力を養い、高めていくため、われわれは平生から幅広く各種境界領域の学問や社会・文化一般について幅広い関心をもち、勉強する必要がある。前述の日本医師会生涯教育制度で「医療的課題」としているものが、これにあたる。

そして日ごろから、これらの広い人間的学習を続ける場合、それは「全体と部分の視点」のもとでの人間理解を大きく推進するはずである。

医療における「ことば」の役割

「医療」の本質は病人を人間として「全人的」に理解することである。その意味で、その媒体である「ことば」の役割はきわめて重要である。

日ごろ私は「ことば」ということを意識しないで使っていて、自分の母国語である日本語では思いのままのことが相手に伝達できると思っていた。同時に相手の人も、何か私に言いたいことがあれば、何でも十分伝達できるものと思ってきた。

しかし「ことば」というものの重要性を知り、これによって果たしてどれだけ「意思」が伝達できているか気をつけてみるようになると、われわれは日本語でもなかなか十分には意思の疎通ができないことがわかってくる。

そして「ことば」そのものを改めて見直してみると、これはきわめてむずかしいものであると同時に、「意思」を伝える媒体として必ずしも十分に完全なものでないように思われてくる。

しばしば経験されることであるが、人間百人百様、一人ひとり考え方、先入観念、好みが違い、その考え方や先入観念、好みに合った話は理解されやすいが、そうでない話は耳に入らなかったり理解されにくいものである。

また「ことば」自身が不完全であるため、同じことを言っても、あるときはこちらの考え通り相手を誉めたと受け取られ、別な人では同じ言い方でも皮肉あるいは軽視と取られることがある。

このように、私は「ことば」による意思の疎通は基本的には大変むずかしいものと考えており、これを少しでもよりよくする具体策として、次の六つのことがらを大切にしたいと思っている。

(一) 話をするのに急がない。できるかぎり時間をかける。

(二) 相手の話をまずできるだけよく聞き、相手をよく理解することに努める。

相手の考え方、先入観念、好みまで分かるのは容易でないが、まずその感触だけでもつかむことに努める。その場合、自分の信条や好みは押しつけない。
（三）その話し合い、聞き取りのため、自分の意識を病人と対等の人間同士の位置におき、相手の眼を見ながら気楽に話をすすめ、相手の人間に興味をもつことに努め、相手の言うことに相槌を打つ。
（四）いろいろな人といろいろな話ができ、いろいろなことがらに共感できるように、日ごろから幅広い雑学や楽しみをもつようにする。
（五）こちらから話をする場合、相手の受け取り方、受け答えによく注意し、大事なこと、肝心なことはゆっくり話すように努める。
（六）家族全員のなかでの病人を理解するため、家族からも話を聞くことに努める。本人の話と家族の話とが合致しない場合も、その不一致さのなかに、本人と家族との関係、本人の悩み苦しみが理解されることがある。

私が医療における「ことば」の問題に以上のごとき眼を開くことができたのは、昭和三十八年、「実地医家のための会」が発足した当時、会員たちとともにお茶の水女子大学・平井信義教授からロジャーズ（C.R.Rogers）の考え方による「カウンセリング」の連続講義を受けて以来である。（『ムンテラの科学』平井信義　日本医事新報社）

「診察を受けるというのは、言葉を問われている」——幸田文氏との対談から

以前（昭和五十五年十月）、作家の幸田文さんと対談する機会があった。この対談は「婦人の友社」で、日野原重明先生の司会で行なわれた。この日、私は和服を清楚に着こなした幸田さんのお人柄全体から自然ににじみ出る、日本文化の素晴しさに感銘した。

幸田さんは、お父上の露伴の最期、そして弟さんの最期の病床をずっとお世話されたほか、露伴の友人の病気のとき、しばしば父上の命令でそのお世話に行かされたそうで、病人の気持、そして世話をする人の気持のあいだでずいぶん苦労されたという。

私はその日、次のような気持でお話を聞いていた。

それは、私たち医師は日ごろから病人と話のやりとりをしていて、こちらから問いかければ、病人はうまくこれに答えてくれると考えているが、それがその通りかどうかということと、そして日ごろから文章や言葉をとりわけ大事にしておられる幸田さんが、この点をどうお考えになっているだろう、ということだった。

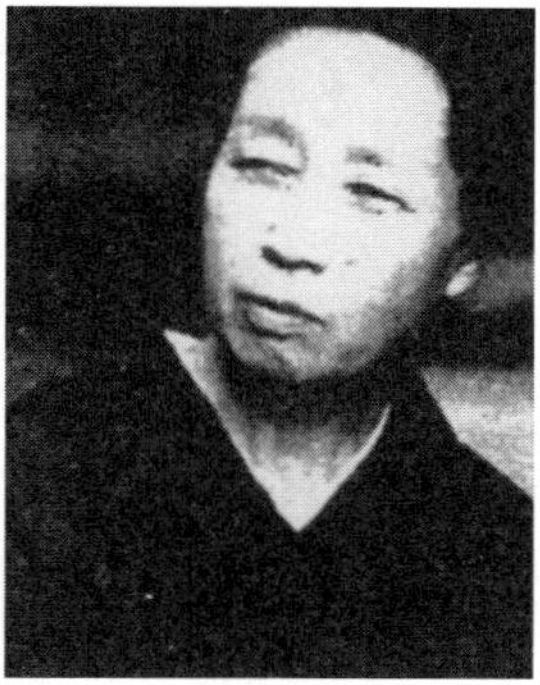

幸田　文氏

幸田さんのお話は、次のようであった。

「私はじめ、お医者さまに面倒をみていただいたとき、ことばを試されているという感じがありました。症状を聞かれますでしょ。すると、しどろもどろなんです。あいまいなんです。あれ、いつだったかなあ、ということばかりで、『どういう具合ですか』といわれても、すっすっと言えませんのね。そのとき、これは大変いけないと思いました。

電報のようでなくても、裁判所の問答のようでなくてもよいが、短いことばで、先生によくわかっていただけるようにしなくては、忙しい先生に申し訳ないと思って、次に行ったときには心がけました。

それには自分で自分のことがよくわかっていなくちゃよく言えないし、先生にもわかっていただけないですよね。診察を受けるというのは、『ことば』を問われていると思いました。

それから、病気というものは何といったって相対づくのもので、自分ひとりだけが病人でなく、家族も、そこらじゅうが渦のなかに入ります。病人自身がいかによく病んでいるか、ということで、看護の苦労もだいぶ違うんじゃないでしょうか。

看病していると、ときに意地が悪くなって、この病人さん、もう少しどうにかなってくれればいいのに、と思うこともあります。そういう意味で看護はこわいこともあると思います。ただやさしい愛情だけでもよい看護は成り立ちませんね。誰かに頼りたくなる、縋りたくなるようなところがあります。……」

私はこの幸田文さんとの対談から、ことばを専門家としてつかっておられる方でも、適切な表現で考えていること、あるいは気持を伝えたり、受けとったりすることがいかにむずかしいかということを教えられた。

このように言葉や文章の専門家でも正しく伝えることはむずかしい。それだけ「ことば」というものは不完全である。われわれは医療における「ことば」を学んでいく場合、その第一の教えとして、「人間を理解するうえで『ことば』はもっとも重要であるが、その『ことば』は不完全なもので、その道の専門家でさえ大変むずかしく苦労するものである」ということを、つねに念頭におくことが大切である。

楽しい語らい、笑い、ユーモアの効用——ノーマンカズンズの研究から

「ことば」の使い方について、アメリカの著名なジャーナリストであるノーマンカズンズ※がカリフォルニア大学ロサンゼルス校で行なった研究は、われわれ実地医家にとって重要であると思われるので触れてみたい。

ノーマンカズンズは生来明るい性格であったが、自身が重い「膠原病」を患ったとき、その強い精神力と楽観主義とによってこれを克服し、「人間の脳には病気を克服しやすくする働きがある」という仮説をもち、なんとかこれを裏付ける証拠を発見したいと考えた。

この研究は一九七八年から十年間、カリフォルニア大学ロサンゼルス校でノーマンカズンズを準教授に迎え、スタッフとともに行なわれたもので、その大要は日本語訳で『ヘッドファースト』（春秋社刊、一九九二）として出版されている。

それによると、楽しい語らいや笑い、ユーモア、愛情、感動、希望などのイメージが脳の内分泌系および免疫系の働きを高め、からだの状態を改善し、各種の疾病に大きい治療効果を示すことが科学的に証明されたという。

従来、怒り、絶望、恐れ、不安、いらだちなどの否定的な感情が病気を起こしたり、病状を悪化させるという研究はいろいろあった。しかし、この楽しい語らいや笑い、ユーモア、希望、愛情、感動、陽気な気分、生きる意志、信仰などの肯定的感情が生理的あるいは病的状態を改善好転させるメカニズムの研究はなかった。

ノーマンカズンズらのこの研究は、われわれ医師が今日まで病人の感情を脇に置き、身体的医学を学習・応用することが科学的と考え、医学教育も学会活動もこの路線で進んできたことを根底からくつがえすもので、きわめて重い意味をもっている。このことはまた同時に、医療における「ことば」の使い方、ことに実地医家の「ことば」の使い方に対し、大きい期待を寄せ、責任を与えるものである。

私は実地医家の重要な方法論は、「ことば」の使い方だと考えている。そして、実地医家は「ことば」の使い方の専門医でなければならないと思う。そのためには日ごろから心身医学、カウンセリング、医事法学を視野に入れ、幅広い人間文化全般に眼を向け、

※**ノーマンカズンズ**——一九一五年米国生まれ。コロンビア大学卒業後「サタデーレヴュー」誌の編集長等として長年にわたって米国のジャーナリスム界に君臨した。原爆後遺症のケロイドの治療に関わり、二十五名の女性の渡米治療に尽力した。一九九〇年にはシュヴァイツァー賞・庭野平和賞を受賞。同年十一月三日没。

学習していく必要があると考えている。

医療の技術化——五つの危険

医療は本来「病人」のためのものである。すなわち、医療は病人の病態理解を含めた人間全体の理解であり、支援であると考えるべきである。

近代医学が生まれてから今日までは、科学的医学が上位の時代だったが、これからの時代、二十一世紀はこれを包含した「人間の医学」の時代となるはずである。二十一世紀においては、病人の立場を無視した医学も医療も成り立たない時代になると考えている。

くり返しになるが、私が千葉大学の堂野前内科にいた昭和二十年代は、まだ今日のような医学の専門化・細分化が起こる前の時代で、大学の内科は病人を人間全体として総合的に診る、病人の生活背景をもとに病気の生い立ちの歴史を詳しく調べ、病人が何を求めているかを取りあげる「ゆとり」があった。

それが昭和三十年代になると、この総合的な内科の性格が次第に薄くなり、循環器、消化器、呼吸器などの専門性を重視するようになった。そして四十年代以後はその傾向がさらに進み、器械やクスリがつぎつぎ新しくなり、医師は診療に追われ、病人は三時間待って三分間しかみてもらえないといった状況が現出したことはご承知の通りである。

昭和六十年になって、旧・厚生省が「家庭医に関する懇談会」をつくったが、その背景には臨床各科のほかに「家庭医」あるいは「プライマリ・ケア医」の存在を国として認めざるを得なくなったということができる。いいかえれば、病人を「人間」としてきめ細かく総合的に診る、病人が何を求めているかを十分理解し、それぞれの家庭や地域特性のなかで継続的に診る「家庭医機能」を重視しなければならない時代になったのである。

このことは、私ども「実地医家のための会」が昭和三十八年に目標として掲げたことそのものであり、また日本医事法学会が昭和四十四年以来、地道に活動をつづけてきた「病人の基本的人権を重視した医療」と根を同じくするものである。

そして我が国の医学の中心である日本医学会も、昭和五十八年の大阪における日本医学会総会でメインテーマに「医・科学と人間」を掲げ、副会頭であった山村雄一氏は「この総会では、近年医学の進歩が必ずしも人類の幸福だけに貢献していないさまざまなことが出ているので、このことに対する反省を国民に訴え、医療関係者に訴える学会にしたい」と述べている。

また、その四年後の第二二回日本医学会総会では「二十一世紀へ向けての医学と医療」をメインテーマとして、「サイエンス」「アート」「ヒューマニティー」の三本の柱で組み立て、科学的な医学の進歩だけでなく、ヒューマニズムにもとづいた人間医療の復活、推進を重視した。とくにその閉会式の特別講演において柳田邦男氏は、科学的医学への大きな期待を寄せると同時に、医療が技術化の傾向を強めていることを指摘し、それがもたらす五つの危険を指摘した。その五つの危険とは、

(一) 技術に熱中し、その完璧さに使命感さえもつようになる危険
(二) 持っている技術全部を使おうとする危険
(三) 技術を過信する危険
(四) 部分をみて全体をみることを忘れる危険
(五) 人間相互のコミュニケーションを忘れる危険

である。

「医学教育」と「生涯教育」の問題点

またこれと平行して、これからの医師をどう教育し、育てるかについての大きい反省がある。昭和六十二年、旧・文部省は「医学教育の改善に関する調査研究協力者会議の最終まとめ」（主査：阿部正和　東京慈恵会医科大学学長）を提案している。そのなかで、医学教育の目標として、「生涯を通して学習をつづける医師、何らかの専門性をもつと同時に医学医療の全般にわたる広い視野をもち、患者の生活環境や生活習慣などにも配慮できる医師、人間性豊かで暖かさがあり、人間の生命に深い畏敬の念をもち、患者や家族と対話してその心を理解し、患者の立場に立って診療できる医師、地域医療に関心をもつ医師」などを挙げ、こうしたよき医師を養成すべきことを強く指摘している。

そしてこのために、入学者選抜方法の改善として学力検査以外に、面接、小論文、高校調査書の活用、適性検査、その他に十分時間をかけ、総合的観点から各大学の特色に応じた多様な工夫が凝らされるべきであるとしている。

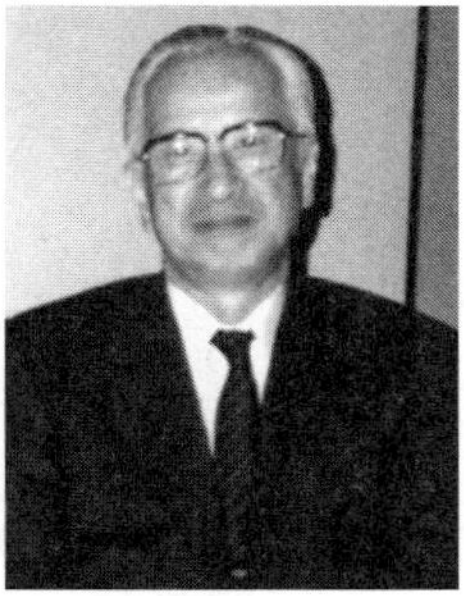
阿部正和学長

それと同時に「生涯教育」の問題も、二十一世紀へ向けての医学と医療の流れのなかの大きい課題である。生涯教育は、従来われわれ医師一人ひとりが、自らの掟（おきて）として、それぞれよく学習し、研究してきたものである。この基本は今後も変わりなく、医師の「主体性」と「自由」は絶対に守っていかなければならない。

生涯教育が日本医師会の制度として、「自己申告」という形で行なわれることになったのには、医療の流れの二つの柱が大きく働いていると考えている。

すなわち、一つには国民の「人権意識」が大幅に強くなったこと、医療に国民がいろいろな形で参画していること、マスコミの発達で国民が医学情報をたくさん持つようになったことなどから、国民が医師の学習研究に強い関心を持つようになったことがある。もう一つは、医学の進歩がもたらした不満と不安である。すなわち、病院で十分ていねいな説明を聞けない、大きい器械のなかを行ったり来たりして、気がついてみたら自分が望まなかったような状態になってしまったとか、薬害、脳死、臓器移植、体外授精などによる不安感——。こういった不満と不安のもっていき場として医師の生涯教育が注目されるといった、客観情勢が一方にあった。しかし、これだけでは制度という形にまでは進まなかったと私は思っている。

私の個人的な見解としては、もっと積極的な必然性として、医学・医療の専門化・細分化・技術化、そして爆発的な医学情報量の増加のなかで、一つには専門医も開業医も学習・研究のための「システム」を持たなければやっていけない時代に入ってきたと認識している。

そしてもう一つには、「官主導」では医師の主体性と自由を侵される恐れがあり、人間中心の医療、プライマリ・ケア医の新しい領域を開拓していく必要に迫られているためと考えている。

日本医師会の生涯教育制度について、勤務医の先生方のなかには「医師会という開業医の団体の、開業医のための制度」と考える人もいるかもしれないが、それは違う。

私も以前は、日本医師会は主として開業医のための団体だと考えていた。しかし、内部の事情をよく見聞してくると、「日本医師会」と「日本医学会」とはたいへん緊密な関係にあり、日本医師会の副会長をはじめ、最重要諮問機関である生涯教育推進会議の全員、それから多くの委員会の委員長や委員が日本医学会の大学教授の諸先生方である。

現行の「生涯教育制度」は当時日本医師会会長であった羽田春兎先生の考えと、阿部正和先生を座長とする「生涯教育推進会議」の提言によって動き出したものであり、またこのガイドラインを作った私や三浦新也※先生の属した「生涯教育制度化検討委員会」は、日本医学会推薦の委員と都道府県医師会推薦委員とで構成されて審議したものである。

※三浦新也――岩手県医師会長、海軍軍医、日本医師会生涯教育委員会の副委員長。

したがって、その結果できあがったガイドラインは日本医師会の名前で出ているが、実際には日本医学会と共同で合作したものであり、その内容は日本医学会もオーソライズしたものである。

一例をあげれば、生涯教育において学習・研究すべき課題の例示として、純医学的なものだけでなく、病人や家族の人間理解と支援を強化するための幅広い課題として、カウンセリング、心理学、哲学、宗教、死生観をはじめ音楽や絵画、詩、小説その他、人類文化のすべてを取りあげている。

阿部正和先生は、これら医療的課題について「三割くらいの時間をこの勉強にふり向けてほしい」と述べられ、「生涯教育の学習・研究は医学的課題に重点があることは当然ではあるが、従来、医師の勉強が医学に偏りすぎているので、国民が期待するような医師になっていただくためには、三割くらいの時間数は医学以外の医療的課題にあてていただきたい」、そして「このことは開業医の先生方はもちろんのこと、勤務医の先生方であっても、少なくとも患者さんの診療をなさる以上は、この心構えで、病人の人間を理解できる医師となってほしい」と述べておられる。

現代は医学情報が増えて、自分の学習時間のすべてを医学的課題に向けても、これを消化しきれない時代で、すでにそのことで大いに困っているのが実情である。しかも、私たち人間は一度覚えたものも次第に忘れる性質をもっているから、現状を維持するためにも勉強の時間をとらなければならない。

それで私たちは、限られた持ち時間を純医学的な課題にだけ振り向けるか、あるいはその一部を医学以外の医療的課題に振り向けるか――の選択に迫られるわけで、阿部先生はこの場合、「医療的課題にも三割くらいの時間をあててほしい」といっておられる。

私はこの阿部先生のお考えにまったく賛成であると同時に、たいへんすぐれた卓見だと考えている。医師としてはバランスのとれた勉強が大事であり、時間の足りないところはシステムを工夫することや、よい友人の胸を借りたり、すぐれた先生のお話しをうかがうことなどで解決していくべきであろうと考えている。

これから先、ますます処理しきれない医学情報のなかに置かれる私たちとしては、この七対三のバランスを示していただいたことが、今後の学習計画を立てるうえでたいへん有益であると考える。

先日、あるところでこの話をしたところ、「昔、伝教大師も同じようなことを言っています」と教えてくれた人がいた。それは比叡山長臈の葉上照澄師※が日本経済新聞の

※葉上照澄師――真言宗の僧侶、比叡山延暦寺長臈。

「私の履歴書」に、教育の問題について書いておられたところに出てくるのだが、伝教大師が書いた天台宗の僧侶のための教科書『山家学生式』に、道心ある人をつくるための方法論として、十二年山に籠って修業するさいに、「一日を三つに分けて、三分の二は仏教学、三分の一は社会学を学べ」と指示しているという。一千年前に伝教大師がこのような卓見を示したことに、私はただ驚くばかりであった。

医学・医療の将来には二つの大きい要素がかかわっている。その一つは、医療が医師だけでなく、幅広く多くの人びとが参加する形になっていくこと、そして第二には、医学の進歩は必然的に医療の技術化と人間疎外を招き、これに対する軌道修正が必要であり、徐々にではあるがその潮流は着実に進んでいる。

そしてこの流れのなかで、生涯教育は医学の進歩についていく、あるいは医学を開発していくという本来の役割のほかに、医療における人間疎外を回復し、人間的医療建設の機能も果している。

家庭医実習の試みと成果

慈恵医大の「家庭医実習」は、高木兼寛先生の建学の精神である「病気を診ずして、病人を診よ」という理念と阿部正和学長の医学と医療に対する高い見識に基づき企画されたものである。その第一回の実習は、昭和六十一年三月の春休みに行なわれ、平成二年の夏休みの第十回家庭医実習まで、六八名の学生が参加し、二七名の「実地医家のための会」の会員が指導医となった。

昭和六十一年という時期は、翌六十二年の日本医学会総会がサイエンス、アート、ヒューマニティーを柱としてその準備を進めており、厚生省は昭和六十年六月以来「家庭医問題懇談会」を設け、活発な討議を行なっていた。また、文部省は昭和五十八年から三年がかりで「二十一世紀へ向けての医学と医療」という大型の特定研究を行ない、これからの「あるべき医学と医療」の幅広い研究を行なっていた時期である。

昭和六十年十二月、阿部正和学長から私に「こんどの春休みから有志学生に家庭医実習をさせたいので、『実地医家のための会』から指導医を推薦していただきたい」との依頼があった。

第一回家庭医実習希望者は専門課程二年の一一名で、私は学生の住所を参考に指導医を推薦した。六十一年二月、慈恵医大で家庭医実習打合せ会が開かれ、大学側から阿部学長、磯貝行秀教授、前川喜平教授、橋本信也助教授が出席し、指導医一一名、学生一一名全員が顔を合わせ、阿部学長から次のような挨拶があった。

「本学には高木兼寛先生の建学の精神がある。医師と患者との関係、医師の人間としてのあり方が大切である。大学では医学は教えることができるが、この医師のあり方を教えることは大変に困難である。我が国には幸いに昔から開業医という形態が受け継がれていて、立派な先生方がおられるので、学生諸君は短い日数でもこの先生方の背中をみて、医療の本質的なものをつかんでほしい。そして指導医の先生方はどうぞ、ふだんのありのままの診療の姿を学生に見せてやっていただきたい。学生が診療の邪魔になったり、患者さんに迷惑をかけたりしないようよく注意するのでよろしくお願いする」――。

大学側が学生に示した家庭医実習の心得は次のようなものだった。

一、実習医療機関の指導者の指示に従うこと。
二、実習医療機関の業務に迷惑がかからないよう心がけること。
三、診察・検査などは指導医の指示に従うこと。

四、服装、身だしなみに注意を払い、患者に不快な印象を与えないよう配慮すること。
五、挨拶、時間の厳守など、社会人としてのマナーを身につけておくこと。
六、慈恵医大の学生としての誇りをもって実習に参加すること。
七、やむを得ない理由で遅刻・早退し、あるいは休む場合は必ず指導医に連絡し、許可を得ること。
八、実習中にトラブルあるいは不慮の事故があったときは、必ず大学・教学部へ連絡すること。

この家庭医実習においては、毎回、学生および指導医がレポートを大学教学部へ出しており、これらは毎回の実習ごとに印刷物として配布され、保存されている。

指導医は初めての経験であり、初めどうすべきか、何を教えればいいか多少の戸惑いがあったが、阿部学長のことばにあるように、ふだん通りの診療の姿を見てもらうことがいいと、次第にわかるようになってきた。

各指導医はそれぞれのカラーを出し、医師と患者との交流の姿を外来診療や往診のなかで見せていた。また医師会活動の現場、あるいは地域ケア会議のようなその地域の関係諸団体との合同会議、保健所、連係病院などに同道し、多くの見聞をしてもらっていた。

学生のレポートからこの実習がどう「評価」されたかをみると、

一、医師と患者とのコミュニケーションが大切であること、そのコミュニケーションを得るためには、患者と医師との間に信頼関係を得ることが大切であり、そのためには医師がしっかりしていなければならないことを教えていただいた。

二、外来診察の見学では、患者に家庭医としてどう接するべきか教えていただいた。先生は「家庭医の強みは患者の生活をよく知っていることだ」とおっしゃっていたが、先生と患者との会話を聞いていて、そのことがいかに重要であるかがよくわかった。

三、先生はじつによく患者の話を聞かれていた。そして患者との距離は適度で、つき離すわけでもなく、また親身になりすぎることもなかった。そしてインフォームドコンセントがよく行なわれていると思った。

四、医学的な勉強よりも何よりも、医師としての在るべき姿、医師としての心構え、病人を人間として治療しなければならないことを教えていただき、本当に有意義だった。

五、自分が患者だったらどうしてほしいか、ということを最優先して治療にあたっている先生の姿をみて、医師のあるべき姿を教えられた。

六、第一線現場では患者の話に興味をもち、耳を傾けることが大切である。相手を好きになることが重要なことを教えていただいた。そのための一般教養は大学ではけっして得られないことも感じた。

七、医師と患者というよりも、一人の人間がもう一人の人間と対している先生の姿をみて、医学の勉強のなかにつねに人間学を忘れてならないことを感じた。

八、すべての学生が「家庭医実習をしてよかった」と述べており、そのなかの何人かは、「一人でも多くの医学生がこの家庭医実習をするようになることを願ってやみません」と述べていた。

これらの評価からもわかるように、家庭医実習を受けた学生は、得がたいフレッシュなインパクトを受けたようである。指導医となったわれわれも、この三～五日間は充実した得がたい体験の日々であった。多くの医院で、学生諸君は従業員と家族にあたたかく迎えられていた。

今後の課題として、これを学生全員が受け得る道が開けないものか、また共通の「カリキュラム」をつくることができないか、などについて考えようと思う。なお、この家庭医実習は日本医学教育学会に報告され、高い評価を受けている。

第三部 「死をみとる医療」

死は避けられない現実

「人間の死」は厳粛なことがらであり、古い昔から人類の歴史と文化はこの人間の死によって深く刻まれ、また育てられてきたということができる。そして、人間だれもが死をおそれ、また悲しんできた。

私がまだ若かったころ、私の死に対するおそれを思い起こしてみると、その第一は「死ぬそのときが苦しいのではないか」、第二は「いままであった自分というものが以後永遠になくなってしまうこと、そして親しい親兄弟や友人たちに会えなくなることのやり切れないさびしさ、絶望感、不安感」であった。

私たちはふだん、仕事や勉強、遊びなどに追われて、この大問題である死のことを忘れているが、人間だれしもが「いつか死ぬ」宿命を背負って生きている。そして、この死の問題と深くかかわりながら宗教が生まれ、また多くの文学、小説や詩、短歌、絵画、彫刻などが生まれたことはご承知の通りである。音楽でも、バッハ、ヘンデル、モーツァルトなどに『レクイエム』や『メサイア』をはじめとする多数の宗教曲があり、私たちに強い感動を与えてくれている。

ところで、死ということは、それまでの人生をいかに生きて死ぬか──ということであり、人間にとって「生き方」の課題でもある。また同時に、死ぬそのときを「いかに死ぬか」という大きい問題でもある。むかしの日本の武士は潔く桜の花が散るように死んでいきたいと、死のなかに「美しさ」を求めた歴史がある。

死はだれにとっても、人生の究極的な大問題であるにもかかわらず、私たちは「死ぬのは自分でない、自分はいつまでもずっと生きている」と思い込んでいる。いいかえれば、このきわめて大事な問題を知らず知らずに避け、後回しにしているといえるのではないだろうか。

「安楽死」シンポジウム――「医師は患者の心をみていない」

「ターミナルケア」は、医学の問題ではなく「医療」の問題である。医療のなかで「ターミナルケア」がクローズアップされたのはそう古いことではない。私たち「実地医家のための会」がこの問題を最初に取りあげたのは、昭和三十九年、当時出版されて間もない東大の宗教学教授であった岸本英夫先生の遺稿『わが生死観』の全文を本会の機関誌である『人間の医学』に掲載したのがはじめてである。その後、死をテーマにした例会は今日まで計一一回を数えている。

なかでも、昭和五十一年一月に行なわれた「実地医家のための会」一四四回例会のシンポジウムでとりあげた「安楽死」の問題は、各方面に大きな反響を呼び起こした。それは、本会のもっともすぐれた医師の一人であり、世話人でもあった春日豊和先生の「医師は患者のこころをみていない。私はまさにこころの植物状態である」というこころの叫びであった。

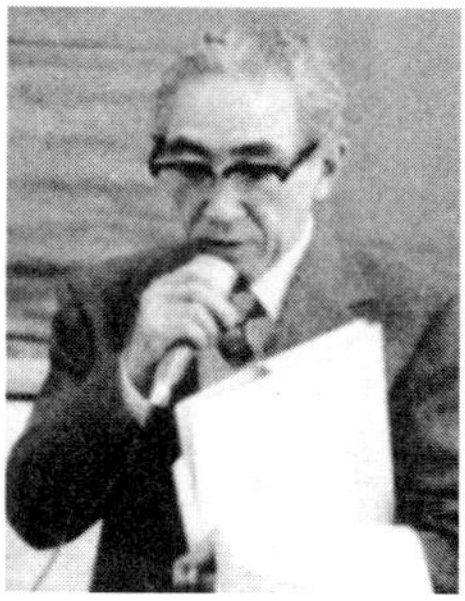

春日豊和先生

春日先生は、昭和四十九年秋、当初、「胃潰瘍」ということでJ医大で手術を受けたが、手術後、いち早く「胃ガン」であることの「真実」の病名を悟りながら診療に復帰していた。継続的な化

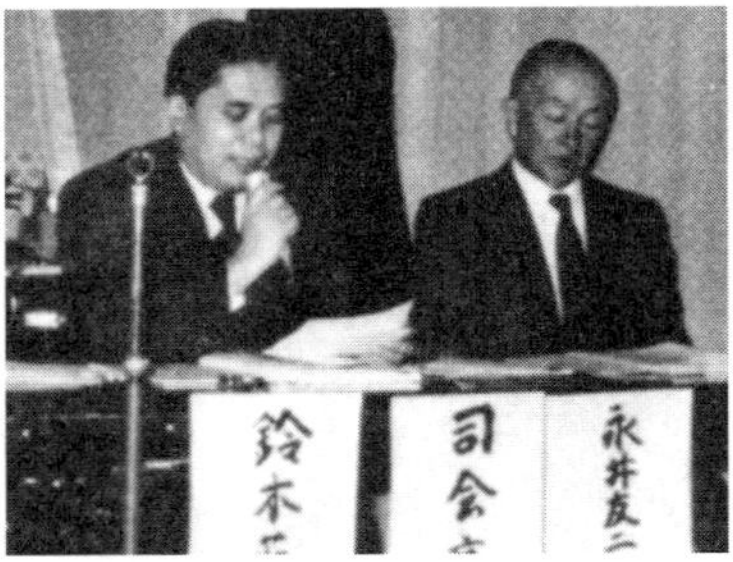

司会の鈴木荘一先生と著者

学療法のために全身が衰えていく状態のなかで、春日先生は「安楽死」をテーマに取り上げられた。それは、病人になられた身であったからこそ、止むに止まれなかったのではなかったかと思う。

このシンポジウムで、私は鈴木荘一先生とともに司会を担当し、このセンセーショナルなテーマを進行した。その日の発表者は、本会の医師、また「医哲の会」の医師、法哲学者、特別養護老人ホーム園長医師、監察医務院の鑑定医、ジャーナリスト、弁護士、鎌倉円覚寺の住職などであった。

シンポジウムでは、「安楽死は人間の自由な権利である」——とする考えが出され、それに対し弁護士から法律の立場からの考えが討議された。また、人間の「生きがい」の立場から、「生きがいのない人生、あるいは生きていることが屈辱と感じられるようになったときは、安楽死はみとめるべきである」——といった意見が出されるなど、熱をおびた討議がなされ、会場は熱気であふれた。

そのなかで、鎌倉円覚寺の住職である殿谷大岑氏は、「以前、円覚寺塔頭のある住職が『おれはこれから洞窟に入って座禅を組んで禅定に入る（死ぬ）から、お前たちはこの洞窟を石で幽閉しろ』といいつけ、遷化された」——と話されたうえで、「安楽死は、その人が望むなら、人に依頼しないで、自分でできる方法もあるのではないか。これに対して第三者がどうのこうのといっても、本人にその意志があるならば、よろしいのではないかと思います」と述べられている。

これら白熱した議論と提言は、死に臨んだ患者を「ケア」するわれわれ医師の考え方や態度に深い反省をうながしたが、なかでも私の心を強く打ったのは、春日先生の発言であった。

「ここに心の植物人間がいるのです」――。

「私は、現在胃ガン患者として身体的な診断と治療は十分受けており、年に十数回の検査と化学療法が続けられています。しかしいま、私がもっとも求めているのは、私の心のケアです。私の心は、まさに植物状態になっているのです。心を癒してくれるものは何ひとつない。これをぜひ出席のみなさまがた、とくに医師は考えてほしい」。

と切々と訴えられた。そして、

「もう手帳を調べてみると、この一年間に十数回も胃の検査を受け、生検を受け、肉をとられているわけです。モルヒネで肉体的な苦痛はとれるかもわからないけれど、心の苦痛というものは、なかなかとれないで、このままいくと気が狂うのじゃないかと、植物人間にしても、心の植物人間であるんじゃないかと考えているわけです」。

「私は昔から大変お酒が好きなものですから、いま何が望みかと聞かれると、やはりお酒がいちばんうまいですね。肉体の苦痛はモルヒネで取り去られるけれど、現在の私の心の植物人間化している状態を助けるもの、助けうるものはアルコールである、ということです」――。

こう述べられた二ケ月後、春日先生は亡くなられた。春日先生のこの「医師は患者のこころをみていない。私はまさにこころの植物状態である」ということばは、間違いなく多くの出席者のこころを激しく揺さぶった。

「ホスピス・ケア」の実践――鈴木荘一医師の試み

鈴木荘一先生もそのひとりであった。鈴木先生は過去に義弟を肺ガンのため三十六歳という若さで亡くすという衝撃的な体験をもっていた。肺ガンが発見されたときは、すでに進行しており、都内の専門病院に入院したが、わずか四ケ月で亡くなってしまった。本人に病名は告知しなかったが、それはすでに末期であり、失望させたくないという配

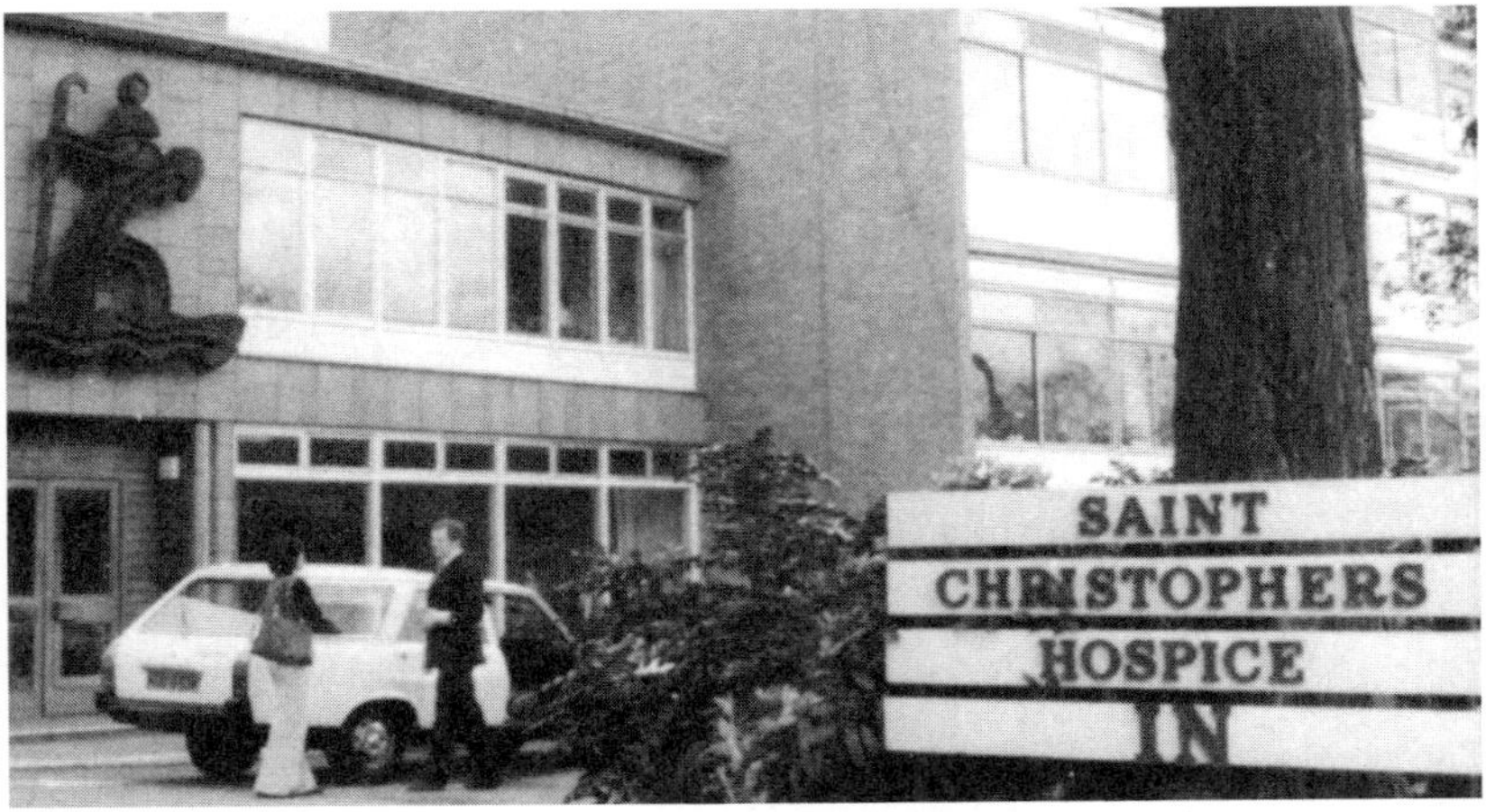

イギリス・「セントクリストファー・ホスピス」訪問（昭和52年4月）

慮からであった。しかし、だんだん病状が悪くなるにつれて義弟の疑心暗鬼はつのり、「私はだまされているみたいだ」と言いながら意識を失っていった。この義弟の叫びに、鈴木先生は肉親としてだけでなく、医師としても胸をえぐられるような思いであったという。最後は酸素テントのなかに入れられ、肉親でも近づけないという現実に、「人間はこういう姿で別れていいのだろうか。医療とはなんだろうか。義弟は最高の病院で治療を受けたが、彼のこころは救われなかった。こころのケアがまったく欠けている」――と、我が国の末期医療における全人的ケアの欠落を鈴木先生は感じとっていた。

そのころ、鯖田豊之氏の『生きる権利・死ぬ権利』という著書のなかに、余命いくばくもない末期ガン患者を全人的医療の視点にたってケアする「ホスピス」の存在が記されており、その代表的ホスピスとしてイギリスの「聖クリストファー・ホスピス」が紹介されていた。

そこで鈴木先生はこのホスピスの創始者であり、今日の世界的ホスピス運動のリーダーでもあるシシリー・ソンダース女史に、訪問見学したい旨の手紙を書いて送ったところ、「ウエルカム」という暖かい返事をもらい、昭和五十二年四月、鈴木先生をはじめとする本会の五人のメンバーが、ロンドン郊外にある聖クリストファー・ホスピスを訪れ、「ホスピス・ケア」の実情を見学した。

ソンダース女史は、四年にわたる九〇〇例の末期患者の実情を詳しく分析し、苦痛だけを分離して治療するのではなく、全人的な患者のケアを目的とした研究の結果、二つの結論を導きだした。

「一つは末期ガン患者の苦痛の多くは、精神的孤独感、絶望感に基づいており、医師や看護婦(師)などのスタッフと、患者さんや家族とのコミュニケーションを密接にすれば、鎮痛剤を使用せずともかなり軽減することができ、患者さんの訴えを医師や看護婦が座って静かに聞くという精神的ケアの重要性と、もう一つは、今までの常識を覆した鎮痛剤の使用法である。それは疼痛を訴える以前に、投薬する方法であって、あらかじめ症状に応じて一定量の鎮痛剤(塩酸モルヒネ)を処方し、疼痛の有無に関係なく経口的に四時間ごとに投与する。すなわち、疼痛再発防止が重点で、患者さんをいつも痛みから解放しておくことが心理的効果を生む」――。

さらに、聖クリストファー・ホスピスでは、人間はできるかぎり人間らしく「口から」食べものをとらすべきとの考えから、原則的には「輸液」は行なわないという。それに比し、我が国の末期ガン患者のケアにおいては、大量の持続的な輸液投与に重点をおき、もっとも大切な人間の「こころ」のケアへの配慮が欠けている。

この報告に鈴木先生は強い感銘を受けるとともに、「医療は、死にゆく末期患者にも施さなければならない」ことを胸に刻み付けた。そして帰路、「キリスト教をバックボーンとした英国内でのホスピス医療の実践をヨーロッパからはるか離れた日本においていかにすべきであるか」を自らに問い、次のように記している。

「私たち日本人も人間であるかぎり、死はなんびとにもおとずれる。しかも、末期ガン患者は次第にがんセンターや大学病院のベットを占有しはじめており、その在院日数は確実に伸びている。それが検査したり治療できる新しい患者さんの入院を遅らせる状態を引き起こしている。また現状では、在宅でケアすることは、担当医師の聖職者としての意識に支えられたとしても、介護する多くの家族に負担を強いることになる。

このような点から我が国にも、日本の精神風土にあった末期ガン患者ケア・システムが必要ではないだろうか。それは医療担当者のみならず、国民がどのような末期医療を望むかという医療の本質についてのフィロソフィー――換言すれば死に臨み、どのようなケアが人間として最もふさわしいかを問いただすことから始まるのではないか。それは家族から学んだことを社会に報告していくことがまず第一歩であろう」――。

帰国後、鈴木先生は直ちに自院を開放し、開業医として日本ではじめて「ホスピス・ケア」を開始した。それは、ホスピスとは「建物」ではなく、「ケア」の中身が問題なのだ。開業医でも、日常の医療活動のなかで「ホスピス・ケア」はできる――との信念からの行動であった。

鈴木先生がホスピス・ケアの中核にすえたのは、イギリス直輸入の「鎮痛治療」――すなわち、「モルヒネ剤」の代わりに「ヘロイン」を使用するという、いわば和製の「ブロンプトン・カクテル」の使用であった。

「ブロンプトン・カクテル」とは、ロンドンのブロンプトンに「ブロンプトン胸部疾患病院」という古い病院があり、一九二〇年代から肺結核手術後の疼痛に対して、塩酸ヘロインまたは塩酸コカインを「ワイン」やその他の「アルコール飲料」にとかして服薬させていた。「ブロンプトン・カクテル」あるいは「ブロンプトン・ミクスチャー」という呼び名は、この「ブロンプトン」という地名に由来する。

その後、一九七七年、ヘロインと塩酸モルヒネとの比較臨床検査が行なわれ、投与量として、ヘロイン〔二〕に対して塩酸モルヒネ〔三〕を投与すれば、同等のレベルの鎮痛効果が発現することが報告され、あわせて二重盲検試験により、塩酸コカインは不要であることが確かめられた。

「ブロンプトン・カクテル」の疼痛に対する効き目はするどく、最後に至るまで患者の精神的な乱れもなく、人間としての尊厳を保持するものであった。これらの使用経験から、鈴木先生の「麻薬」に対する「偏見」はしだいに取り払われていった。

鈴木先生のこの自院を解放した「ミニ・ホスピス」の実践論は「死をみとる医療」として、朝日新聞の藤田真一氏が紙上（五十二年七月十三日付）で大きく取り上げ、大きな反響を呼び起こした。なかでもこの「ブロンプトン・カクテル」を使った鎮痛法に、全国から問い合わせが殺到した。その八年にわたる実践の記録は『死を抱きしめる』

（人間と歴史社、一九八五）としてまとめられている。

我が国におけるターミナル・ケアの歩み

「実地医家ための会」が第四回目の「死をみとる医療」のシンポジウムを東京で行なった同日（五十二年十二月十一日）、奇しくも、大阪で「死の臨床において患者や家族に対する真の援助の道を全人的立場より研究していくこと」を目的に、第一回「死の臨床研究会」が開催されていた。

この「死の臨床研究会」は、神戸の開業医であった河野博臣先生と淀川キリスト教病院の柏木哲夫先生が中心となって実現したものである。提唱者でもある河野先生は、「ターミナル・ケア」への動機を肉親の死——しかも幼い次女の交通事故死であったという。「私は子どもの死に出会ってはじめて、死んでいった患者のことを思い出したのである」とその真意を述べている。

また河野先生とともに、「死の臨床研究会」の指導的役割を担ってきた柏木哲夫先生は、淀川キリスト教病院の精神科医であったときに、外科医から「死の不安」におびえて混乱していた一人の末期ガン患者の依頼を受け、ガン末期患者の「チーム医療」の必

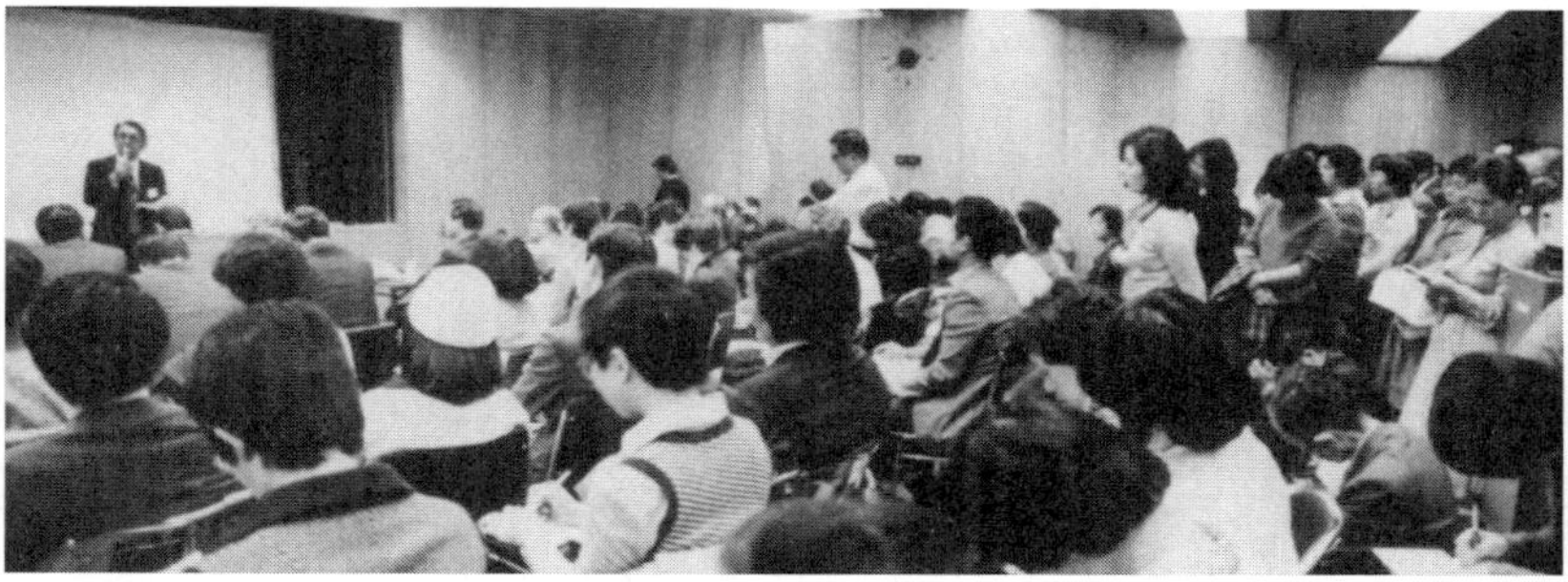
「死をみとる医療」シンポジウム（昭和52年12月）

要性を痛感し、その実践を開始した。その成果は、『死にゆく人々のケア――末期患者へのチームアプローチ』（一九七七）としてまとめられ、同院の「ホスピス病棟創設」（一九八六）の基礎となった。

注目すべきことは、我が国におけるターミナル・ケアへの実践が、「病人中心の医療」をこころざす開業医らによって開始されたことである。

その後、「死の臨床研究会」は毎年開催され、医学のみならず心理学、思想、哲学、教育、宗教、芸術といった広範な視点からの全人的医療への活発な発表がなされ、現在我が国の「ターミナル・ケア」の中心的研究団体となっている。

このように、ターミナル・ケアの重要性が主張されてからすでに三十年近くの年月が経ち、今日では、看護教育においてはもちろんのこと、卒前・卒後の医学教育においても、ターミナル・ケアに関する講義、実習をほとんどの医学部、医科大学が行なうようになっている。また、「死のタブー」からの脱却を含め、市民の認識も向上し、さらにはボランティアの活動も広がりつつあることは喜ばしいことである。

しかし一方で、まだターミナル・ケアへの認識があまりにも低い医療者・医療施設が存在することも確かであり、これらに対する患者・家族の不満もしばしば耳にする。この問題はさらにわれわれを中心として実践を深めていかねばならない。

ターミナル・ケアの核心――「苦しみ」「痛み」「別れ」

「ターミナル・ケア」――すなわち、死をみとる医療において大事なことは、死んでゆく最後のときの肉体の「苦しみ」とこころの「痛み」の問題、そして本人が望むような家族や友人との「別れ」である。

死ぬときの苦しみ

病人はだんだんからだ全体が衰えてきて、息づかいが荒く苦しそうになり、そばでみていても大変つらそうにみえる。そして最後には、チェーン・ストークス型呼吸――呼吸が一時停止し、また少したって呼吸を始め、そしてまた呼吸が止まる――を示すことがよくあり、家族はその苦しそうな様子をみてハラハラし、固唾をのんでいることが多い。そして、ついには呼吸停止に至る。

死んでゆくときの苦しさは、誰も死んだ経験がないので分からないが、もしこれに近い体験を知ることができれば大変参考になると思う。

私は太平洋戦争のさい、第一部で述べたように私の乗っていた軍艦に急降下爆撃機の爆弾が命中し、ひどいケガを負った。そのときはまだ午前十時頃で晴れていて明るいはずであったが、私は周囲がだんだん暗くなっていくように思えた。目の前が次第に薄暗くなっていきながら、「自分はこれであるいは死ぬかもしれない」と一瞬思ったまま、痛いとも苦しいとも思わず、意識を失った。診療室に運ばれて意識を取り戻したのだが、私はこのとき以来、「自分が死ぬときの意識はきっとこうなるに違いない」と思うようになった。

人間の意識は、肉体よりもかなり早い時期に、苦しいとか痛いという感覚を感ずることなく、失われやすくできている。したがって、死んでいくそのときは、苦しみはほとんどないに違いない。外見上、「ハアハア」して苦しそうにみえても、本人の意識は比較的早く失われるので、「人間の最期はそれほど心配しなくてよい」と、私はこのとき以後、実感をもってそう思うようになった。

それで私はいつも、死にゆく病人、そして家族に、あらかじめ「見たところは大変苦しそうにみえても、本人はまったく意識がなく、苦しくもつらくもないので心配しなくてよい」と説明することにしている。そうすると、家族たちは本当にホッとした顔をする。また、患者本人も「先生のお話を聞いて大きな心配がひとつ減りました」、あるいは「先生のあのお話でいつも心が安まっています」といってくれる。

以上のように、ガン末期の痛みの治療――「ペインコントロール」で、「麻薬」を十分に使い、同時に、「いよいよ死ぬときは苦しくない」という話を含めた死を迎える病人の「こころのケア」と、残されたわずかな時間の有意義な使い方への「配慮」が有効である。事実、このようなケアによって「痛み」のレベルが著しく軽くなることを知っておきたい。

「こころ」の痛み

医療において、もっとも大事なことはその病人の人間理解である。何に苦しみ、何を求めているか――その「全体の理解」がもっとも大切であることは前に述べたとおりである。

「ターミナル・ステージ」（末期）においては、すでに医学的な診断・治療の意味がほとんど失われている場合が多い。そのため、医師は医学的診療が必要なくなると、とかく病室へ足が向かなくなるということがある。これは間違いである。たとえ医学的診療の意味がなくなっても、なすべきことはいくらでもある。ただそばに座って話を聞き、話し合うだけでも、患者はしばしば私たちに「こころ」をひらき、話をしてくる。患者にとって、自分の心の痛みを分かってくれることはすばらしい救いであり、大きい安らぎなのである。

私はできるだけ、病む人の人生や生いたち、足どりの全てについてよく聞くようにしてきた。そして、その人の人生がほかの人ではできない立派なものであったことを誉めてあげると、落ちこんでいた患者が目を輝かせ、喜んでいろいろな話をしてくれることをしばしば経験している。

私は、この「手ぶら」で病室を訪れ、ゆっくり話を聞くことが、じつはきわめて大切な「ケア」であると思っている。

残された少ない時間の過ごし方——家族との別れ

残された最後の少ない時間をどう過ごすようにするか——。この問題は病む人にとってたいへん重要である。「親しい家族や友人と十分別れを惜しむ」ことができるよう、医師はできるかぎり配慮することを忘れてはいけない。

死をとことんまで突きつめて考えた東大の岸本英夫教授は「死は別れである」と書いている。人間の「人間らしい死に方」は、その人が家族や友人たちと十分に別れを惜しむことである。それができてこそ、その人の人間らしい最期だといえるのではないだろうか。

昔、東大の外科の教授で塩田広重先生という有名な方がおられた。ある本によると、塩田先生が亡くなられるとき、塩田先生はしきりに何か話したそうにしておられたのだが、鼻や口にいろいろな管が取りつけられていて口がきけず、結局、最後の意志を伝えることができなかった。まことにお気の毒であった——ということが書いてあった。

人間「最期の別れ」は、何ものにも代えることのできない大事なことであり、精いっぱい大事にしたい。

私がみとった人びと

私はこれまで、多くの方々の最期をみとってきたが、そのなかで印象に残る五人の方を記してみたい。

◇歌人・宮柊二の父上。七十六歳。脳梗塞。

井の頭公園に近い、神田川のほとりに宮柊二氏の家はある。宮氏の父上は昭和三十四年、「脳梗塞」で倒れられた。当時、開業後間もない私だったが、往診し、鼻道からゴム管を入れ、牛乳など入れて加療した。家族の希望もあり、終始在宅のまま、約一年で七十六歳の生涯を閉じた。

家族は患者の妻、そして宮柊二氏夫妻と子ども三人で、人柄のいい、やさしいご家族だった。病状は、痛いとか苦しいといった訴えはなく、本人はすべて息子である柊二氏と夫人の英子さんの為すにまかせ、柊二氏夫妻の看護は行き届いていた。

宮柊二氏の父上は、新潟県魚野川べりの堀之内町出身、書店を営んでおられた。素朴な方で、病状経過とその最期はつぎの柊二氏の短歌が示すごとくであった。

口きけぬ父の部屋より鈴鳴れり鈴鳴る音は父が呼ぶ音

枇杷むけば汁したたるを床の上ゆ眼放たず父が待つなり

腰を折り唇《くち》近づけてこもごもにおじいちゃん好きだとささやけりとぞ（三人の孫たち）

降りつつむ雨の音ありゴム管を胃におろしつつ父は生きつぐ

わが膝の上に抱かれて息を引く父を見守る家族十一人

春の夜も雨とどろけり部屋に居ぬ父はいずこに行きしかと思う

臨終は十畳の日本間の布団の上に柊二氏が父親を抱えて坐り、医師の私はわきから脈をとるばかりであった。在宅での感動的な最期であった。

◇英文学の大学教授。八十九歳。脳梗塞。

患者は早稲田大学英文科出身で、外務省、公正取引委員会につとめた後、相模女子大学英文科の教授になり、停年となった方である。文人で日夏耿之介氏の弟子であり、詩人であり、著書と訳詩を多数出版している。氏の提唱で、三鷹市で「むらさき草の会」という、なんでも面白い話をし、また聞く会をつくり、毎月公会堂で開催、十年つづけた。

最後の病気は脳梗塞であったが、本人の希望で、終始入院せず、夫人と娘さんとに囲まれ、行き届いた看護と三鷹市からの保健婦の訪問、リハビリ指導、入浴サービスを受け、自分の好きな本に囲まれた、文人らしい最晩年だった。

患家は私の医院のすぐ前にあり、「むらさき草の会」を一緒に運営しながら、私の臨死体験である「死ぬときは苦しくない」という話を聞き、自身は入院せず、私の手のなかで最後をとげたいと思っていたようである。そしてその通り、たいへん安らかな、家族に囲まれての最期であった。

◇主婦。八十七歳。膵臓ガン。

患者はまったく人のいい、世話好きで、近所のつきあいの広い方で、世話のやけるご主人によく仕えてきた下町育ちの人であった。平成十三年一月、右上腹部に腫瘤が触れ、杏林大学病院を紹介したが、胃カメラのほかいろいろ検査したが結論が出ず、十三年九月になって、膵臓ガンと診断された。以後、痛みのないあいだ在宅で静養しながら、当院に来院してはあれこれ世間話や病気の話をして、明るい顔をして帰っていっていた。

最後は十四年七月一日、黄疸が出たため再度入院、七月十八日、三日ばかりの昏睡ののち死亡した。最後まで痛み、苦しみはあまりなかった。通常、膵臓の病気、ことに急性膵炎では痛みの激しいことが多いが、この主婦の場合は全経過を通じ、痛みに苦しんだ期間は多くなかった。

◇元・厚生年金病院薬局長。八十六歳。胃ガン。

患者は私と高等学校同級生で、京都大学薬学部を出て、永年、厚生年金病院薬局長をつとめた方である。たいへん世話ずきで、小さい短歌の結社の主宰もしていた。住まいは狛江市で、永年、私のところへ立寄っては雑談していった。

それが今年（平成十五年）二月、厚生年金病院で胃カメラとエコーの検査を受け、胃の進行ガンであることがわかり、「放っておいたらあと半年ですよ、といわれた」といってきた。本人は至極たんたんとしており、「最期は病院でなく自宅がいいな」などといって帰っていった。そして、二週間ほどして来院したとき、「あと残りの半年をどう過ごすか、もうやりたいことは十分やってきたけれど、あと半年やりたいことをする」といって、

次の辞世のような歌を書いていった。

おりおりは不手際なりし狂言のわが大喜利をおわらんとする

そしてその日、私が以前、肺ガンの女性の最期に、病人から求められて「生前の弔辞」を書いてあげたところ、たいへん喜んでくれて、最後まで枕頭にずっと「生前の弔辞」を置いた話をした。彼はこの話を聞き、「俺にも書いてくれ」という。私としては前回もそうであったが、生きている相手に弔辞を書くのは気の重い仕事だったが、時間をかけ、交友の歴史をたどり、彼の生涯をたたえた一文を書きあげて送った。

それから二ケ月して、腹水がたまり、「少し苦しいから往診してくれ」といってきた。往診すると、元気はあるが、もう寝たきりとなっていて、顔にも足にもむくみがあった。さいわいに痛いとか、苦しいということはない様子で、またよもやま話をして帰った。

それから後は、近くの医師に往診してもらい、その一ケ月後、苦しまずに亡くなった。私は、「梅雨寒や君の大喜利たたえつつ」という句を彼の霊前にささげた。

◇元・東大出版会会計部長。七十二歳。肝ガン。

患者は運動好きで、若い頃は野球、中年以後はゴルフをよくやっていた。ビールが大好きで、十八年ほど前、C型肝炎になってからも、医者のいうことを聞かず、ビールをよく飲んでいた。帝京大学病院の内科にかかり、インターフェロンを使ってもらい、経過はよかったが、一進一退のなか、肝ガンに移行していった。自覚症状として、だるさ、立ちくらみなどがときどきあった程度で、食欲もほぼ人なみであった。

しかし、慢性の肝炎から肝硬変、肝ガンと徐々に進行し、平成十五年十一月一日、病院で死亡した。この患者の場合、ながい闘病のなかで、死に対する覚悟が十分できていたとみえて、われわれ友人たちへ突然、未亡人から次のような挨拶状が送られてきた。

「前略　私事、この度は天命により、平成十五年十一月一日、冥府へ転勤を命ぜられ、即刻赴任致しました。故に、送別の会等は一切御辞退致し、旅立ちました。

存命中の多大な御厚情を有難く御礼申し上げます。皆様お達者で。さようなら。」

私たち永い付き合いの友人たちにとっては、あっという間に、スマートな諧謔の言葉を残し、去られてしまった思いであった。

また、帝京大学に献体していたのですぐには遺体が還らず、お別れの会もできなかった。私はしかたなく、奥様に次の句を色紙に書き、おくやみの手紙を添えてお送りした。

「お見事な　転勤赴任　小春かな」

死に対する心構え

私が最期をみとった患者さんは、まだまだたくさんおられるが、紹介した五名で分かるように、「モルヒネ」を必要とするような痛みで苦しむものは、そんなに多くはない。私はこれまで、できるだけご自分の家で最期を遂げられるように人に勧めてきたので、いつでも麻薬が使用できるよう、麻薬免許証は開業以来、八十四歳の昨年までもって診察してきた。しかし、ここ三十年ばかり、ついに麻薬を処方する機会に遭遇しなかった。すなわち、人間が死に至る最後のとき、はげしい痛み、あるいは苦しみがあることは、そんなに多いことではないのである。

このことは「死ぬときは苦しくない」という私の戦争体験――いよいよ死ぬ最後のときは、心停止、呼吸停止よりも意識のほうが先に消失するので、肉体の最後のときは痛くも苦しくも感ずることがないという体験――とともに、私たちの死に対する心構えのなかに入れておくべき大切なことと考えている。

第四部

私の死生観――死ぬときは苦しくない

最後に、私の死生観を述べるにあたり、まず海軍同期の畏友・山村雄一君と司馬遼太郎氏の話から紹介したい。

司馬遼太郎氏と山村雄一君のこと

医学者には哲学が必要である――

私は海軍の軍医学校で山村雄一※・大阪大学総長と同期だから、遠慮なく「山村君」と

※**山村雄一**――大阪大学総長、海軍軍医大尉、内科学・免疫学。

呼んでいる。司馬遼太郎※氏との対談『人間について』（中公文庫、一九八九）はたいへん含蓄のある対話が展開されており、示唆に富む名著だと思っている。それだけ、この二人の懐が深く、そして思いが深いということである。

この『人間について』の「まえがき」に、山村君は「『光明るければ影もまた濃し』、影に対する配慮が必要な時代になっている」と記しているが、彼の人柄と思想を示す、象徴的な言葉だと思っている。

『人間について』のなかで、司馬さんは「医学者には哲学が必要だ」という話から、

「医学というものが進んできて、——以下多少の誤差のある言い方ですが——科学になった。すくなくとも膨大な経験から科学的に選択された経験則、といった段階から、科学になりました。科学は科学そのものが目的ですから、独り歩きして動きます。そうなると——すでになりつつあるのですが——医者は人間から離れるおそれがあります。人間の幸せを目的にしていたのが医療という技術である、という原点が忘れられるかもしれない。

当然ながら、医学者は人間というものを考える義務がある。知的に総合者としての立場を失うとまずいことになる——。」

と述べ、その一方で患者の側も同様に哲学をもたなければ生きていけないといっている。まことに同感である。

私は、自分の最期を考える場合も、自分の哲学が出てくると思っている。

司馬さんは「動脈瘤」をかかえた近所の患者さんの話をもち出して、「もし私なら『もうこれを持って死にます』と言うかと思います」と述べられ、そして「ほぼ一年ごとに仕事を片づけていこう。三年目で破裂すれば、それで一応の幕にすると。まして、七十歳を超えたら、それこそ大事に持っていこうと思いますね」と述べておられるが、実にさわやかな生死観であると思う。奇しくも、その後、司馬さんはこの「動脈瘤」の破裂が原因で亡くなられていることを思うと、不思議なめぐりあわせというか、運命のようなものを感じる。私だったらやはりそうしたと思う。

また、司馬さんの「生死をお医者さんとか、現代医学への信仰のみにゆだねるのは、変な言葉ですが、人間として一種のおごりですね。人間は何でもできる、医学者や施術者は何でも知っているだろう、万能だろうというのは……」という言葉は胸を突く。

※**司馬遼太郎**——作家、『燃えよ剣』『龍馬が行く』『街道をゆく』シリーズほか。九六年死去。

いま、私たちの国のターミナル医療は、急速に死を家から遠ざけ、病院に閉じ込めて、死をみとるのは医療者のみというかたちになっている。しかも、医療者も患者側も医学的・科学的に扱い、扱われることに疑問をもたない、そうした乾いた精神風土に変容しつつある。また、いまターミナル・ケアにおいて「スピリチュアル・ケア」が一つの主題（テーマ）となっているが、われわれ医療者がそれだけの器量と哲学を持ち合わせているか疑問である。「魂あるいは霊的」なものまでも医療者が担うべきものなのか、医療者も患者側も、一度立ち止まって考えてみる必要がある。

ガンはありがたい――

司馬　ガンは一番神様に近い病気だと、いつも思うんです。（笑い）

山村　ぼくの先輩のある先生が、「山村君、ぼくはガンはこわくない」と言われるんです。どうしてかと聞いたら「確実に死ねるじゃないか」と言われる。人間はどうせ死ぬんだ、しかし確実に死ねる方法はない。老化して死ぬのではじわじわ死なざるを得ない。ガンでこわいのは、痛いとか苦痛がひどいことだ、苦痛さえ除いてもらえば確実に死に至る方法だから、こわくない、と。

司馬　私はその先生とやや似た考えを持ってましてね。だから、ヘビー・スモーカーの理由づけにして、自分自身の幕を閉じるのは肺ガンしかないだろうと。

山村　ハッ、ハッ、ハ……。

司馬　私は、はたち過ぎのとき――軍隊のころですが――どうせ死ななきゃいけないから、死ぬ場合、周りの人たちにみっともないかっこうをするのはいけない。それには、壮烈な死所を見つけようとしてはいけない。死に、意味をもたせてはいけない、もっとも無意味に死ねる覚悟をしなきゃいけないと思ったんです。たとえば上からレンガが落ちてとか、まったく偶発で、それもこっけいな死を考えておく。

（中略）

山村　生死の問題が人生で一番大事であることは、司馬さんも軍隊の経験がおありだけれども、軍隊で痛切に教えてくれましたね。

司馬　そうですね。

山村　それがいまも続いていて、何かのおりにそれを反芻しています。非常に重大なことが起こると、人生で一番大事なのは生死だから、これぐらいはたいしたことじゃないと。タマが飛んできて死んでたかもしれないんだという気持ちが、ずっと尾を引いておりますね。そういうものがなかったら、生と死をなかなかまともに見詰められない。

山村雄一君は、大阪大学医学部卒業後、私と同期に海軍軍医となり、駆逐艦「文月」に乗り組み、また海軍航空隊勤務などをして終戦を迎えた。また、司馬遼太郎氏は戦争中、陸軍の戦車隊にいたという。こうした経験をもつ二人だからこそ、それだけに生死に対する思索が深い。

私がもし、この対話に入れてもらうとしたら、次のようなことを言いそうである。

――もうこの歳になったら(八十五歳)、ガンはむしろありがたい。もう少し若い人でも、そう思う人はいくらもあると思う。痛い、苦しいは困るが、これはコントロールできるし、老人の場合は痛みかた、苦しみかたが軽い傾向がある。それで、脳卒中で寝たきりになり、何年も家人の世話になるのとくらべると、ガンはずっといい。むしろありがたいと思う――と。

それにしても、司馬さんの「みっともないかっこうはいけない。レンガが落ちてきて……」という説にはまったく同感で、それで私は「かぜをひいて肺炎で死ぬのはとてもいい」と思っている。ガンよりも早いし、きれいだろうと思う。そんなわけで、私はずっとインフルエンザの予防接種は受けないことにしている。われわれの研究会の仲間にも、そういう人がいる。

心で生きる――

山村　病気は（中略）人のこころに微妙な影響を与えていると思います。

司馬　人生観とか哲学とかに……。（中略）正岡子規※の場合、ウミがでる結核なんですね。背中にいくつか穴があいて。確実に死ぬ。子規は、自分が死ぬことを知っている。同時期に中江兆民がガンを宣告されて『一年有半』という有名な本を大阪で出版し、全国を風靡する。ところがそれを子規は見てあざ笑い、兆民を攻撃する文章を書くわけです。露骨に、オレのほうが重い、苦しいとは書いてないけれども、いわゆる「いいかっこう言うな」ということなんですね。

（中略）

司馬　子規は一度も自分の死を恐れたことを書かなかったし、病床での文章もふしぎな明るさをもっています。また宗教に頼ろうとしなかったですね。

山村　（中略）結核になりやすいというDNAを本人が持ち、菌への抵抗力が弱いだけでは結核になりませんが、結核菌を吸い込む環境条件があってやむなく結核になってしまう。そのときに子規のような生き方をするのは（中略）体の中に組み込まれている

※正岡子規――俳人・歌人。『墨汁一滴』『歌よみに与ふる書』ほか。

脳と心は一緒か違うかという問題につながりますが、いわゆる心で生きようとするわけです。ＤＮＡに頼らずに心で生きようとする、これが脱ＤＮＡ的な生き方かもしれませんね。

私は、この示唆に富んだ対話におおいに啓発された。とくに山村君の、「いわゆる心で生きようとする」「ＤＮＡに頼らずに心で生きようとする」という考えに深く共鳴する。「結核」を「ガン」に置き換えて読めば、「ターミナル・ケア」における生き方の原点が見えてくるであろう。人間とは、その人の心、心こそその人だと思う。

子規の最後の句といわれる、

「痰一斗 糸瓜の水も 間に合わず」

「いきておらんならん というも あつい事」

いずれの句も、明るく、死をおそれていない。こうした子規の明るさは、句をつくるよろこびと、文学革新に対する彼の心底から発生する情熱がそうさせたのだと思う。

山村雄一君と海軍

私は戦後、司馬遼太郎氏の著書を愛読し、教えられ、共感することが多かったが、そのなかで、とくに海軍について司馬さんが述べたことを少しここに記してみたい。出典は司馬遼太郎著『この国のかたち（六）』の「歴史のなかの海軍」『街道をゆく 四二 三浦半島記』その他である。

「江戸末期の築地は居留地の異人館やホテル、幕府の海軍施設などがあって、景観は仮の西洋だった。明治政府はこの築地に西洋風の校舎を建て、英国から三四人の海軍教官団をまねき、海軍兵学寮（のちの海軍兵学校）とした。海軍教官団の長は海軍少佐アーチポルト・ルシアス・ダグラスだった。この人はのちに英国の海軍大臣になる。新政府はいっさいをダグラス少佐にまかせ、『海軍士官はスマートであれ』というひとことだけを示した」

また司馬さんは、「日本の海軍は世界の海軍が示したような侵略用でもなく、植民地維持用でもなかった。つまり、防御用だった。日露戦争では、旅順を封鎖しつつ、主力をもって対馬沖でバルチック艦隊を要撃した」と記している。さらに、「海軍は軍医を優遇する。軍医だけでなく、主計、技術といった専門家の人達を士官として大切にしていた」と述べている。

これに関連して思うことだが、山村君は自分の葬儀で棺を軍艦旗で覆わせたほど、海軍好きであった。彼は「ネービー」のよさは、次の三つだという遺稿を残している。

まず第一は、「海こそわが住み家、そしてわが墓場」であるのこころ、第二は、「常時、生死に直面し、同じ艦のものはつねに死なばもろとも」の心構え、第三は「科学性」、すなわち、精神だけでは戦争に勝てない。航海にも、砲戦、魚雷戦にも、まず科学が必要であったと述べている。

私は、この考えに、まったく同感である。

山村雄一君は、大阪帝国大学医学部卒業後、海軍軍医となり、戦後、大阪大学第三内科教授を経て、大阪大学総長となった。同期であった彼は、人柄がよく、おおらかな大人の品格があった。

大阪大学の第三内科は終戦当時、今村荒男先生が教授であったが、そのあと、私が千葉大学第二内科で指導していただいた堂野前維摩郷先生が第三内科の教授になった。私の「推計学」学習に力を入れて下さった恩師である。山村君はこの堂野前教授退官のあとを受け、第三内科教授になったので、学会で会うたび、よく話をしたものだった。

山村君は同期のなかでも、海軍に強い郷愁をもっていた。同期会の文集にその人柄と、海軍に対する考え方がよくあらわれた文章があるので紹介する。

「二十歳のなかばから数年間、私たちは海軍で第二の青春時代を送った。高等学校の生活を二度味わったような気である。親が金をくれるように、海軍が十分に月給をくれた。それに私自身は海軍で将官になる気など全くなく、いわば無責任であった。下駄をはき、マントを着て肩をそびやかして学生生活を送ったように、軍服を着て短剣を腰にさげ、胸を張って軍艦や飛行機に乗ったのである。

医師としてはお話にならないくらい未熟であったのに、襟章（軍医中尉という）のおかげで何となく医療の技術も身についているようにふるまった。海軍の軍人としても、つけやいばで、軍人精神というようなものは身についていなかった。ただワクワクしていたような気がする。

陸軍は硬派、海軍は軟派といわれる。それはよい意味でそうなのである。今でさえ、旧海軍の人達と酒をのむと、苛烈な戦場の話よりも、軍港の海軍料亭と芸者の話の方がはずむし、共通の話題となる。人間はつらくて悲痛な思い出は忘れ易いが、楽しくて甘い思い出は忘れられないものだ。
つまり私自身は海軍時代の勤務中も勤務外も、昼も夜も漠然とすごした記憶しかない。それが高等学校時代の思い出に似かよっているのである。

復員後三十年近くが経過した。その間思いもかけず大学の教授となり、人並みの苦労もした。そしてわかったことは、四年に近い海軍生活が、その後の三十年よりもはるかに楽しい思い出にみちており、甘酸っぱくなつかしいもので、しかも有用であったことだ。

司馬遼太郎氏は『人間について』の「あとがき」のなかで、山村君の性格と思想について、次のようなエピソードを記している。

「山村さんの父君は欧州やアメリカ航路の船長であった。そのせいか、ほとんど反射のように海を見ると心がやすらぐらしい。このことは閉塞を好まない性格ともかかわりがあると思われるが、履歴の上でいうと、ご自身、若い時代の四年間、海軍にとられて、海が自分の墓場、というより、自然の循環として自分の帰るべき——他のものに輪廻してゆく——場所と考えつづけた覚悟の触媒としてそこがあっ

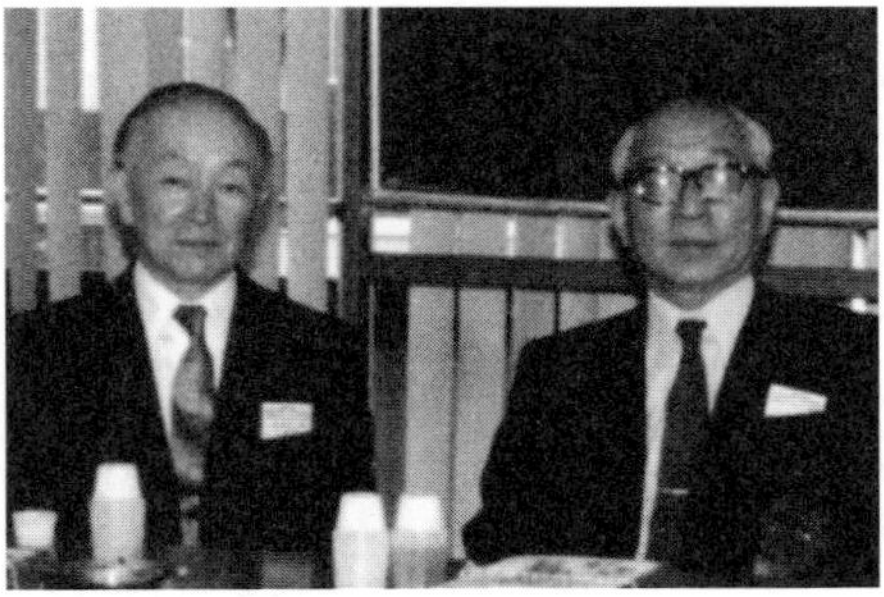

山村雄一／大阪大学総長（右）と著者

たということもあるかもしれない」
「山村さんは性格も思想もあざやかなほどに海洋型である。海軍時代、一時帰郷してやがて帰隊するとき、では行ってきます、と父君にあいさつしたとき、父君が、そういう場合は帰ります、と言うものだ、船乗りの家は海しかない、と言われたという。父君とかかわったこの情景をこよなく愛しておられるのは、航海者であった父君への畏敬と、物事の多様さを好み、自由を好む性格が海に託されている」――。

かくして、山村雄一君は『山村雄一業績集』や司馬遼太郎氏との対談『人間について』などを残し、平成二年六月、その充実した、輝かしい生涯を終えた。その告別式は彼の遺言により、宗教的な行事とせず、また供花に名札をつけず、中央の遺影の前に天皇からの祭祀料とその下に彼の海軍の軍帽と短剣、そして乗艦した駆逐艦「文月」の模型が置かれ、弔電は司馬遼太郎氏からの弔電のみ披露とし、関西ネービークラブのラッパ隊による「巡検」「海征かば」が演奏され、簡素で、荘重な、さながら海軍葬だったという。会葬者一、五〇〇人であった。

司馬遼太郎氏の弔電は、

「山村さんは偉大な思想家でありました。そして学問的な創造と公への献身こそ山村さんの生涯の二大要素でありました。その質の高さと量の大きさは東西の古人に比すべきものがあります。魂の重さにおいて世の常をはるかに越えておられました。ひたすらに潔く、男らしく生きつづけられました。……」

私はこの山村雄一君が、最後に次のことばを残していたことを知り、あらためて頭のさがる思いであった。それは、

「私の人生で、医師として唯一悔やまれるのは『開業』できなかったことだ」――。

というものである。彼はひろく医学、医療の道を学び、最高の地位に立ったが、開業医こそが「病人中心」のあるべき医療の担い手であることを知っていた。

生命飢餓――岸本英夫氏の死生観

岸本英夫教授の遺した『わが死生観』は、ガン末期の不安、心の葛藤の記録として、

古くて新しい貴重な遺稿である。岸本教授は、私たち「実地医家のための会」の会員であった石橋祝先生の厳父・石橋智信教授の後継者として東京大学宗教学教授となられた。また、岸本英夫教授の義兄である福井謙一先生もまた「実地医家のための会」の会員であり、外科医であった。さらに、岸本教授ご一家は三鷹市に住まわれており、教授ご逝去の昭和三十九年頃から私の診療所にご家族がおみえになるようになり、平成十五年の現在も夫人の三世様をはじめ、ご一家の方々が当院に来院されている。

岸本教授は昭和二十九年、米国留学中、顔面の悪性皮膚ガンである「黒色腫」を宣告され、手術を受けられてから十年間、信仰をもたない宗教学者として、ひとりの誠実な理性人として、苦しみ、考え、生きぬいてこられた。この遺稿は、既成宗教に入信せず、神仏否定の立場で、どう死に立ち向かうかを理路整然と実証批判の立場、日本宗教学の最高責任者の立場から書かれたものである。

岸本教授は生前、ガンを患う者およびその周辺にくり返し講演し、また随筆を書かれたが、彼の話に多くの人たちが慰められ、力づけられたという。日本人には、岸本教授と同じく、キリスト教にも、仏教にも入信できない人が多いのである。

岸本教授は神仏を否定し、死後の世界を否定して現実の世界のみを肯定した。しかも、彼の場合、その日々はガンのため死に脅かされる苦悩の生活である。

彼の到達した死生観は、原著（講談社文庫『死をみつめる心』）をお読みいただきたいが、現実の日一日を働きぬいて、死を忘れることであった。

彼は「手負いの猪の死にものぐるい」と評されながら、超人的な活動をし、大きい仕事を成し遂げた。ガンと死とを忘れ、余命を夢中になって世につくすという解決は、いっさいを無と観ずる、あるいはあるがままをよしとする仏教解脱の道かもしれないし、日本人が自ら意識しない日本教かもしれない。

『わが死生観』のあらすじは次のようである。

人間が「生命飢餓状態」に陥るのは、死刑囚の刑執行日が決まるとか、神風特攻隊の出かける日が決まるとか、ガンの手遅れを宣告された場合などである。このとき、もはや「絶望」という意識が心を占有する。そしてそのとき、生命に対する執着、死に対する恐怖が筆舌を超えたすさまじさで心のなかに起こってくる。

生命飢餓状態に立った場合、死との闘いはもはや、単に観念的なものではない。生命を断ち切られるということはどういうことであるか。肉体が働きを停止し、分解し、焼かれ、自然的要素に帰する。そして、精神、「この自分」というものはどうなるか——。死によって「この自分」が無くなることに愕然とする。

真っ暗な、大きな暗闇の死が、その口を大きく開いて迫ってくる前に立ち、死後の生命を信じない私（岸本教授）は、必死でその暗闇を凝視しつづけた。そうしているうちに、私はひとつのことに気づきはじめた。

それは、死というものは「実体でない」ということである。死を実体と考えるのは人間の錯覚である。死というものは、そのものが実体なのではなくて、実体である生命がない場所であるというだけのことである。このことがようやく理解されてきた。

生と死とは、光と闇との関係にある。暗闇はもの自体がないのでなく、光がないだけのことである。人間にとって光は「生命」である。

私にとって、「死の暗闇が実体でない」という発見は大発見であった。人間にとって生命は実体であり、どの一日も尊い。そして人間はその一日一日を、死に近い一日も、大切によく生きなければならない。

このような考えがひらけてきたのちの私には、この与えられた人生を、どうよく生きるかということが大切に思われてきた。死の暗闇の前に素手で立っていた私は、大きな転回をして絶対的な生命肯定論者になった。死を前にして、いかに生きるか、大いに生きる、よく生きる、ということが私の出発となった。

しかしそこでなお、もうひとつ同時に考えるようになったことがある。それは、死は生命にたいする「別れのとき」と考えるようになったことである。それで、立派に最後の別れができるように、平生から心の準備につとめるのである。

私はここまで論じてきて、私はもはやこの稿を終らなければならない。いかにして生き、いかにして「別れのとき」である死と対処するか。これらの問題をすべてあとに残し、筆をおく——。

「安楽に死にたい」——松田道雄さんの死生観

『私は赤ちゃん』で有名な、京都の小児科医松田道雄さんの晩年の著に『安楽に死にたい』（岩波書店）がある。松田さんはこのなかでこんなことを書いている。

「安楽に死にたい」は万人の願いである——。

「死ねば呼吸がとまり、心臓がはたらかなくなり、脳に血がまわらなくなって、意識がなくなります。（中略）それはこわくありません。こわいのは、息をひきとる前に、病院でいろいろ苦しまねばならないことです。

どうせ死ぬのなら楽に死にたい。痛みだの、息苦しさだの、動悸だのはごめんだ、安楽に死にたいと思うのです。それは年をとって弱った人間が、万人が万人願うところです」。

「私たち日本人の祖先は、死ぬときに苦しみませんでした。（中略）私たちの祖先は信心深く、死に及んで動じませんでした。善男善女は来世も人間に生まれかわれることを信じ、念仏者は死ねば浄土へいけることを疑いませんでした」

「病気の苦痛もあったでしょうが短期間でした。ガンも転移の痛みがでてくると、そう生きられなかったでしょう。脳卒中で意識を失うと、ものが食べられず数日で餓死したでしょう。心筋梗塞も半数は一両日で亡くなったでしょう。今のように二年も三年も寝たきりにならなかったので、世話するほうも、体力がもったでしょう」

「いま私たちみんなが、そういう楽な最期ができなくなったのは、死が近づくと病院に入れてしまわれるからです。お医者は少しでも長く生かすのが義務だと思っていて、秘術をつくして生命をとりとめます」

「私のよく知っている保母さんで、定年になってやめてから、これから好きなことができると思っていた矢先に八十を越すお母さんが脳卒中でたおれました。それから三年間、彼女は昼も夜もお母さんの世話をしていました。（中略）ところが、病院は九十ちかいお母さんを集中治療室に入れました。呼吸困難があったのでしょう。気管に管を挿入して機械的な強制人工呼吸をはじめ、栄養も点滴になって、両手をベットの縁にしばりつけました」。

このような老衰した、あるいは医学的に絶望的な高齢者が病院の集中治療室で家族から遠ざけられ、機械につながれ、ベッドにしばりつけられているのをみて、「無益な延命治療をことわりたい」「家で尊厳を失わずに自然に死にたい」と願うのは、人々の素直な気持ちである。しかし、いまの医療はそれを許さない。医師は高齢で弱った人でも、自ら死を選ぶことを許さないのである。

松田さんは、「今私たちは信仰を失いました。現世で頼りになる家族の暖かい心も期待できません。女たちは外で働くことが多く、家への忠誠もうすれました。仏さまに代えて信じるお医者も、いたずらに延命して、死の苦しみを長びかせるだけです。死はまさに現代人の悲劇です」（中略）「もうキュア（医者のやる治療）はたくさんだ、ケア（親しい人の心のこもった世話）だけにしてほしい」と、この高齢者医療の「延命至上主義」を痛烈に批判している。そして、そのためには、「私たちは楽に死のうと思ったら、まず安楽死を法律でみとめさせねばなりません」と「安楽死の合法化」の必要性を説いている。

また、松田さんはこの本のなかで、養護施設に入所していた八十五歳になる寺の住職が、死ぬ半年前から「ボケたり、おむつをするようになったら人間はおしまいだ。からだの元気なうちに死にたい」といって自殺した話を紹介している。

松田さんはこの事例から、「人間のおしまいというのは何か」を問いかけ、それは「人間の威厳がたもてないということだろう。威厳というのは、その人間の人柄にふさわしい『社会への顔』だろう」と述べている。私も、この住職の選択はすじが通っていると思うし、理にかなっていると思うのである。

自ら死をえらぶことは、日本では倫理的選択のひとつであった。それがいつしか、自殺はタブーとされ、醜聞とされようになった。松田さんによれば、それは「明治政府の権力によってつくられたものである」という。「明治以前に西洋医学を学んだ医者は日本のモラルを失わなかった。たとえば杉田玄白がそうだ。彼は高齢の苦痛からのがれるために高齢者が死を選ぶのを是とした」と述べている。

そしてさらに、日本人の「自殺」について、男性の自殺法として「切腹」があり、女性には「干死（ひじに）」というのが伝統としてあったことまで書いている。

以前、私の尊敬する大先輩の永瀬正巳（元・岡山県医師会長）先生から、「永井先生、

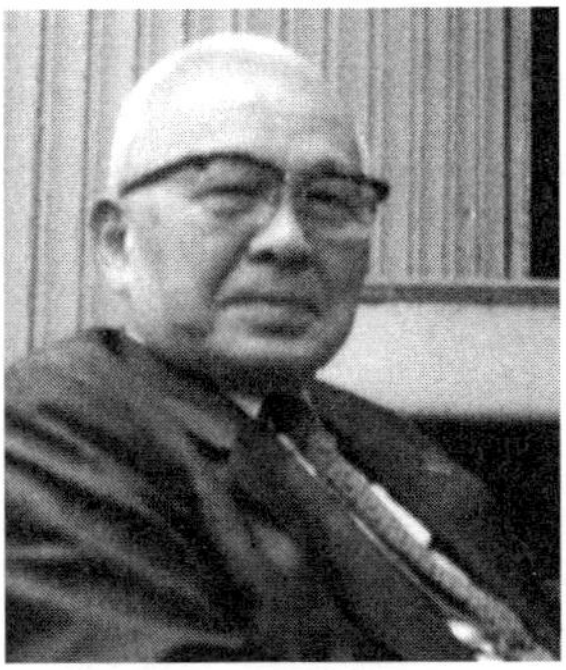

永瀬正巳氏　「永井先生、どうやって死にますか。私は食べないことにしました」

死ぬときどうやって死ぬか決めましたか」といわれたことがある。永瀬先生は「私は食べないことに決めた」といって、「水も飲まなければ二週間あまりで、周囲に迷惑をかけずに終れるでしょう」と話された。

私はこの話にびっくりしたが、よく考えてみると、これ以外にいい方法がない。そして、私の父は八十八歳で、食道ガンのため食物が入らず、絶食と同じかたちで私のみとるなか、苦しまず、やすらかに最期をとげた。最後の二日前まで、父は自分で用便をたしていたので、ほとんど人の手をわずらわさず、本望であったようだ。それで、「私もいま、これでいこうと考えている」と書いたり、人に話したことを覚えている。

そこで、私は松田さんに、高野山での弘法大師の遷化のように、絶食することで安楽死することに関心があることと、戦争中の「臨死体験」「死は苦しくない」の別刷りを送った。それに対して、松田さんから次の達筆な筆書きの手紙をいただいた。

御丁重なお手紙ありがとうございます。「実地医家のための会」よくおつづけになっているのに敬意を表します。世界にも類のない臨死体験をおもちの永井様より、小生の考えとほとんど変らぬと仰せいただき光栄至極です。なるようにしかならぬ、なるべく自然体で行きたいと申すのも、小生のは老衰の悲鳴で、御体験にもとづく御熟慮とは比べものになりません。大先輩のおことばとしてお引きになったこと（食を絶つこと）は、拙著『安楽に死にたい』の結論であります。いろいろの御教示ありがとう存じます。

松田道雄

松田先生は、平成十年の六月、心筋梗塞のため八十九歳で亡くなられたが、奇しくも『安楽に死にたい』のなかで「八十七歳になって急に道で倒れるのは、脳卒中か心筋梗塞だろう。自分の家でそういうことが起これば、治療はしない。一両日のうちに死ねば、願ったりだ」と書いている。

その後、岩波書店の編集長であった山口昭男氏に以上の話をしたところ、松田先生が生前、都立大学教授・唄孝一氏と「安楽死の法制化」について対談しており、そのテープが残されていることを聞いた。それは実を結ぶことなく終ったのであるが、内容は、「高齢者がすでに生きていることの尊厳が失われ、屈辱でしかない状態になったときは、医師はその高齢者のつよい願いにそって、安楽死させても法は罪を問わない」——ことを目指した対談であったという。あらためて、この問題に対する松田さんの深い信念を知った。そして、本書第二部で詳しく述べたように、唄孝一教授は民法学者として法学界のみならず、官界から、また医学界から、その緻密できびしい倫理性の高い論議に定評があり、このお二人の対談はまことにみごとであったと思われる。

松田さんはこの『安楽に死にたい』の最後で次のように述べている。

「自ら生を断つことを敗北として恥じることも、最後の瞬間まで生ののぞみをすてないことも、自己決定権にぞくし、そのどれをえらぶかも市民の自由であるからだ」そして、「『近代的自我』は文学だけの問題でない。ある時点で死をえらぶ決断をせまられることのある市民の厳粛な選択をふくむものである」

私はまだ、高齢者の死を積極的にたすけることまでは踏み切れないが、私自身ではまず、これから先は病気発見の検査は受けないことと、たとい死に至る病いを発見しても自然の成り行きにまかせ、現代医学的治療——ことに手術は受けないつもりである。

「病いとともに生きる」――私の体験から

「病いとともに生きる」ことによって、病気というものの本当の姿を知ることができるように思う。われわれ医師はそんなにいくつも病気をするわけにいかないが、限られた自分の病気体験から、「病人が何に困り、何を苦しむか」など、教科書や文献に書かれていない大事なことがらを知り、未体験の病気でも同様のことがあるに違いないと推測することができる。私はここで述べる二つの体験から多くのことがらを学ぶことができた。

これまで私は健康に恵まれてきた。昭和十一年、私が高校二年の秋、「急性蓄膿症」の手術で約一ケ月入院したくらいで、むしろ丈夫に育った。太平洋戦争には海軍軍医として参加し、たびたびの危険を生き延びたが、外傷を受けたのは昭和十九年二月のトラック島大空襲の折りの顔面および両手の挫瘡だけであった。

その私が、顔面の「皮膚ガン」と診断されたのが昭和六十年、六十七歳のときであり、今日まで定期的な診察を受けながら、五回の手術を受けてきた。

一方、その途中で昭和六十一年秋、健康診断で念のため撮影した胸部X線写真で右上葉の陰影を指摘され、約一年間、肺ガン容疑者の扱いを受けた。

顔の「皮膚ガン」

私は昭和五十五年ころから右頬に〇・五×〇・七センチほどの「ホクロ」があることに気づいていた。そして、その色が普通のホクロにしてはやや濃いことが気になっていたが、黒色ではなかったので放置していた。

それが昭和六十年に入り、大きさを少し増し、表面が以前より少し隆起し、ザラついた印象を受けるようになったため、高円寺駅前の皮膚科専門医である宮本正光先生の診察を受けた。

このときの宮本先生の診断は「基底細胞ガン」で、先生は私に、「この病気はガンとしては良性のもので、いままでに世界で転移報告は一一〇例くらいしかなく、手術して取ればよく、抗ガン剤も放射線療法もいらないものです。ただ、顔面にまた再発することがありますが、それはそのときまた切除すればいいものです」といわれ、「心配しないでよい」と慰めてくださった。そして、「手術は虎の門病院の皮膚科部長の大原国章先生がいい」と、紹介状をくださった。

私は宮本先生のこのていねいな説明で、また「黒色腫※」のような予後の悪いものではなかったことでほっとした。しかし、教科書や医学雑誌で知っているだけの「皮膚ガン」の知識は頼りないもので、実際に自分がその患者となってみると、あれこれと不安が生じてくる。

その一つは、手術することがガン組織を刺激して、たびたびの再発や転移を起こさないだろうか。もう一つは場所が顔であるので、手術のあと顔がひきつれたり、面相がひどく変わりはしないか、ということだった。

私はこの点について、誰かもう一人信頼できる皮膚科専門医の話を聞きたいと思い、「実地医家のための会」の親しい仲間に紹介状をもらい、その皮膚科専門医から説明を聞き、ようやく安心した。

私は昭和三十八年に「実地医家のための会」を設立して以来、病人中心の人間的医療を目指し、病人の立場を重視する勉強をしてきたが、自分自身がガン患者の一人となって初めて、病人の立場に立つということが容易でないことを知った。

虎の門病院では、大原国章部長が手術は痛くないこと、入院しないで日帰りでできることなど、よく説明してくださり、昭和六十年三月十五日、無事に手術を終えた。所要

※**黒色腫**——メラノーマ、悪性の皮膚ガン。

時間は四十分ほどで、頭に包帯を巻いた格好で帰宅した。

一週間後、抜糸して包帯がとれたが、永井医院の診療は手術の翌日からできたので、手術のための休診は一日だけですんだ。

顔の皮膚ガンはその後しばらく再発がなく経過したが、平成四年九月、前回の場所より鼻寄りの右頬と右もみあげの部位に再発、十月十六日、二回目の手術を受けた。今回の皮膚ガンは組織検査から、前回のものより悪性度の強い「有棘細胞ガン」であったと説明された。

そしてその後、今日まで、定期的に三、四ケ月ごとの診察を受け、合計五回、三十分から二時間の手術を受けてきた。第五回の手術が平成六年五月だったから、ここ十年ちかく再発がない。また五回の手術により、顔面にどれほどの傷あとが残ったかというと、気をつけてみれば瘢痕の少しが分かる程度で、顔かたち全体としては変わっていない。

教科書にあるように、皮膚ガンには比較的良性のものから悪性度の強いものまでいろいろある。幸いに私の皮膚ガンは悪性度があまり強くなかった。大原国章皮膚科部長の手術手技が優れていたおかげもあり、私はガン患者の気持ちを実感しつつも、かなり明るい生活を送ることができている。患者さんとの対話のなかで、私の体験がいろいろな場面で役立っていることも感じ、ありがたいことと思っている。

「肺ガン」の疑い

私が「肺ガン」の疑いを受けたのは、顔面皮膚ガン第一回手術の一年半ののち、昭和六十一年十月であった。たまたま三鷹市のX線検診車が自宅の近くにきていたため、何の気なく間接撮影を受け、右上葉の陰影を発見された。われわれの年代は肺結核を患ったものが多かったが、私は幸い学生時代、海軍時代、そして戦後と一度も肺結核を疑われたことがなかった。たびたびのX線検査で右肺の肋膜癒着像がある以外、肺野には異常がなかった。

そのとき私は六十八歳であったから、この年齢で初めて肺野に陰影ができた以上、肺ガンであっても仕方がないと思ったが、肺ガンは皮膚ガンのような生やさしいものではないので、早速、海軍軍医学校で同期の国立医療センター胸部外科部長であった松葉卓郎先生（のち国立医療センター名誉院長）の診断を受けた。

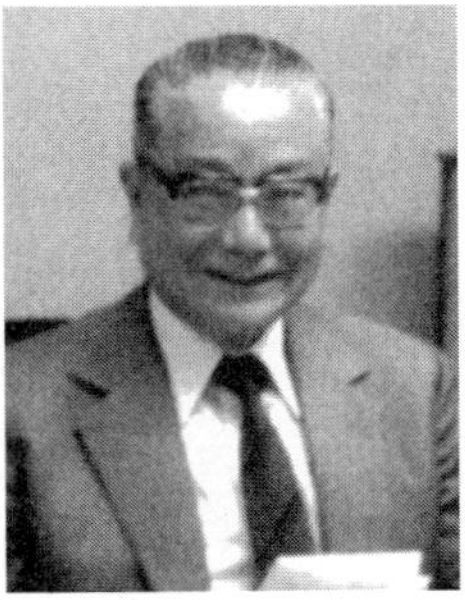

松葉卓郎先生

松葉先生は海軍同期のなかでも、終戦までの最後の一年間、江田島の海軍兵学校附教官として一緒に新婚同志の官舎住いをした親しさがあり、率直な気持ちや希望を話すことができるあいだがらだった。松葉先生はまず、前後左右方向からの平面写真と断層写真を見て、腕を組んでしばらくして、「これはいますぐ結核とも肺ガンともいえない。一度バイオプシー（生検）をやってみよう。予約しておいてあげます」といってくれた。私はこうなったうえは「まな板の鯉」で、いわれるままと、そのつもりでいたところ、ある会であった親しい友人医師、それも呼吸器の専門家から、「バイオプシーはやめたほうがいい。よほど技術のよい人でないと、肝心の場所の生検ができないことがしばしばあり、危険もゼロではない」という話を聞いた。

私はそれで松葉先生にその話と私の希望を述べ、バイオプシーはやめてもらった。松葉先生はこのとき、「それではこれから毎月、レントゲン写真を平面と断層とを撮って追跡していこう。そして結核性のものかどうかの観点から、一年間リファンピシン※とヒドラジット※をのんでみてほしい」との方針をたててくれた。私はこの方針に従った。

前にも述べたように、これまで私は健康に恵まれたほうであったが、顔の皮膚ガンの第一回の手術を受け、今度は肺ガンの疑いと、いよいよ自分も終わりに近づいたのかと思う日々が続いた。そして、今度の場合はまだ疑いの段階であるのに、病気が病気であるため、八、九分どおり肺ガンと診断されたような暗い気持ちになった。

当時の日記をみると、「ガンと診断されると自分が周囲の親しい家族たちとは別世界に隔離された感じだ」とある。そして夜寝ていて、何か黒い大きな口のなかに引き込まれそうな感じがした日もある。

私は太平洋戦争でさんざん危険な目にあいながら生き延びた身であるので、これで生涯を終わっても未練はなかったが、自分なりの「最期の準備」はしたいと思った。

私はその準備の一つとして、自宅で最期を遂げるための「寝室」をつくること、もう一つは、子どもや孫、親しい友人たちへ伝えたい私の来し方の「記録づくり」を考えた。

幸いに、私の家はいまの夫婦二人住いで十分な広さがあったので、風呂場を隣接させた枕辺に洗面台のついたベッドルームをつくることができた。

また、「来し方」の記録として生い立ち、海軍軍医としての戦記、「実地医家のための会」を中心とした私の仕事、趣味としての俳句などを一冊の本にまとめることができた。

国立医療センターの松葉先生のもとへは、以後、毎月検査に通ったが、私はその都度、シャウカステンを凝視する松葉先生の姿を固唾（かたず）をのんで見守っていた。「平面写真と断層写真の陰影が前月に比べ大きくなっていないか」—ただそのことが気がか

※リファンピシン——結核の化学療法剤、七一年市販。

※ヒドラジット——結核の化学療法剤、五二年市販。

りであった。

一年間の検査のあいだにはいろいろなことが起こる。松葉先生が指示した断層写真は毎回六枚であったが、ある月、技師が間違え十一枚も撮られたことがあった。X線被曝量は大変なものだったに違いないが、松葉先生の立場を考え、文句はつけなかった。

こうして六ケ月目のとき、「陰影は拡大しないだけでなく、断層の七～一〇センチのところが少しよくなっているようだ。この陰影はまず結核性のものだったと考えてよいでしょう」といわれ、ようやく容疑が晴れはじめた。

検査開始後一年、平面・断層のX線陰影が再びほとんど変化を示さなくなったとき、この陰影は肺ガンではなく、「陳旧性の硬い結核病巣」だったとの結論で、検査と服薬を終わった。

私の場合は肺ガンの容疑であったから、この程度の「心の揺れ」で済んだと思う。しかし、この体験は肺ガンの確定診断を受けた方々を診療する際、かなり役立っていると思われるので、大切にしていきたいと思う。

「病いとともに生きる」ことは、医師にとっては最高の学習である。どれだけ医学書を読んでも、実体験したほどの実感をもつことはできない。医師はすべての病気を体験するわけでないから、自分の少ない体験を生かし、体験していない病気についてもできるかぎり、それぞれの病人の苦痛、困惑、悲嘆、願望に迫りたいものである。

死は人間の別れ

いろいろ死に立ち向かうことがらを述べてきたが、最後に「自分自身の死」に対してどう考えているか述べてみたい。

私は今年で八十六歳になる。もうとっくに死んでいておかしくない年齢である。松田道雄さんは八十七歳のとき、岩波書店の『図書』という小冊子（一九九六年五月）に次のようなことを書いていた。

「自分の今の生活は八十七年かけてつくりあげてきたものだから、その本拠をはなれては生きている意味がない。最後は病院でなく、自宅と考えている。また、『ボケたり、おむつをするようになったらおしまいだ』といって、みずから命を絶ったお坊さんがいた。人間が自由を失い、生きていることが屈辱でしかないとなったら、このお坊さんのような選択をするのが理にかなっている。日本では昔、武士は責任を明らかにするため腹を切った。町人でも添いとげられない恋人たちは心中をした。日本でも尊厳死の声が高まっているが、終末期には医者は治療しないだけでなく、高齢者の意志に従って、楽に死ねるよう助けるところまですすむべきだ」

私はこの松田道雄さんのこの考え方に、大きい魅力を感じている。そのまますぐ大賛成だといえないのは、高齢者の死を積極的に助けるところまで踏み切れないからである。「死は人間の別れ」である。この人間の「最後の別れ」をいかによくするかが大事であると思う。

私の宗教観――「日本教」について

ここで「ターミナル・ケア」に関連して、「宗教」――とくに日本人が知っていてよい、「日本教」の話をしてみたい。それは、私自身が太平洋戦争中に、やむにやまれず身につけた、自己流の宗教的考え方である。

それはガダルカナル島の作戦中のこと、アメリカに制空権をとられたなかで、くる日もくる日も、ガダルカナル島への食糧や弾薬の輸送に駆逐艦で往復、その都度、急降下爆撃をほぼ六ケ月されつづけ、そのなかで私が身につけた考え方である。

私はこの危険な毎日のなかで生まれてはじめて、本当のこわさというものを知った。ケガしたくない、死にたくないと思い、いつ爆弾が当たるかと首をすくめ、息をのんでいた。このことが何十回、何百回とくり返された。

私はこのなかで、何とかしてこのこわさからぬけ出したいと考え、数ケ月たった。そんななかで私が最後に思い至ったことは、開き直って、爆弾で手足が吹き飛んでも、あるいは命を失ったとしても、それを自分にとって一番いいことだと思え、無理してでもいいからそう思え、そう思うことができさえすれば、この急降下爆撃がこわくなくなる。私は当時、その考え方が唯一の救いであると思うようになり、それ以後、急降下爆撃を受けるたび、片手片足が吹き飛んでもいい、死んでもいいと自分にいい聞かせつづけた。そしていつか、そんなに無理してでなく、成り行きが自分にとって一番いいことなのだと、出た目をよしとする習慣が身についてきた。

その後、マキン島の沖で潜水艦に乗っていて、七時間爆雷攻撃を受けたときも、この気持ちのおかげで、そんなにおびえたり、とり乱したりすることがなくてすんだ。どんな場合にも自然の成り行き、出た目を自分にとってもっともよいこととして受け入れる。成すべきことをしたうえは、どんなに予期に反する結果でも、ケガしたり、病気したり、あるいは死んだとしても、それを自分にとって一番よいことと納得し、口が裂けても愚痴はいわない、という考えである。

私はこの考え方は、戦後しばらく、私だけが戦争で身につけた自己流の宗教だと思ってきた。そしてこれはほかの人に押しつけたり、期待してはいけないと考えてきた。

そんななかで、たまたま中公新書の梶村昇氏が書いた『日本人の信仰』という本を読んでいたところ、日本人には仏教やキリスト教が渡来する以前から、三つ子の魂として、自然を尊び、清いことを尊ぶ神の観念があったこと、親鸞上人のいう「自然のあるがまま に従う」という教えも（自然法爾）、道元の「あるべきように生きよ」という教えも、いずれも日本人の三つ子の魂である神の観念が、中国からきた仏教を吸収し、包含したものだ、とあった。

そしてそれは、西行、利休、良寛、芭蕉へと流れていく「日本教」といっていいものだ。そしてこの日本教は、信じているその本人が日本教だとは気がつかないほど、深く、日本人に広く浸透しているものだ、ということだった。

そういえば、私たちは自然に神社仏閣で手を合わせるし、清潔のなかに何かを求めたり、祖先や郷土、山や川や木や石などにも頭をさげ、祈り、願いをかけたりする。それで私は昔、高等学校時代に読んだ和辻哲郎さんの『日本精神史研究』を出してきて、そのなかの「推古時代における仏教受容の仕方について」という章を読んでみた。

和辻さんによると、「仏教渡来以前の日本人は、古事記が示すように、無邪気で朗らかで、また現世的であった。清いことや自然のなかに神を見い出していた上代の日本人に、仏教は人の姿をした、美しく、神々しい像、仏像を持ちこんだ」とあり、和辻さんも上代の日本人が、清浄を尊び、自然のなかに神を求めていたことを記している。

私の場合は、これらのことを何も知らぬまま、ただ毎日命の危険にさらされ、こわさのなかで暗中模索し、追いつめられて思い至ったのが「あるがままをよし」とする考え方だったわけである。

私は、私をこの諦観に導いてくれたものは、私の血のなかにあった三つ子の魂、上代日本人の神の観念以外には考えられない気持ちである。そしてそれは、梶村氏のいう日本人の多くが知らずに身につけている「日本教」ということになろう、と思うわけである。

私は宗教のことを特別に勉強したわけではないが、自分のこの体験のなかから身についたものを手がかりとして、宗教に関心ある人、宗教家、そして患者さんと宗教の話をやり取りしてきた。

私はこれまでの決算として、日本人である私には（もちろん多くの方々も）、この

「日本教」という考え方はなじみやすいのではないか、と考えている。

私の死生観――死ぬときは苦しくない

私はこの太平洋戦争中に、軍艦で三回被弾し、そのうち二度沈没、泳いで助けられた。この三度目の爆弾をうけた潜水母艦「平安丸」で失神体験をし、前に述べたように、その体験の中から人間の意識は消えやすくできていて、人間が本当に死ぬとき、心停止より大分手前の時期に意識が失われ、死ぬそのときは苦しくも痛くもないにちがいないと確信するようになった。

世間では、死ぬときは痛かったり苦しかったりするものと考えている人が多い。そして臨終の病人が苦しそうに息をはあはあさせ、あごで呼吸をしたりするのをみれば、臨終が苦しいに違いないと思うことは無理からぬことである。

しかし私の体験が示すように、人間の意識はきわめて消えやすくできており、外見上、苦しそうにみえるときでも、すでに意識がなくなっているため、本人は「苦しさを感ずることがまったくない」といってよい。

私はこの事実を確かめるため、戦争後、今日まで、私が病人の死をみとるたび、病人が最後に苦しむかどうか注意してみてきたが、ひとりとして心停止の前後、痛がったり苦しがったりするものはなかった。もし、痛い苦しいということがあるとすれば、それはすべてまだ意識のはっきりあるあいだ、心停止よりもだいぶ手前の時期のことで、この痛みや苦しみに対しては鎮痛剤、安定剤、その他をうまく使えば解決できる。

また、この事実を友人医師たちに話し、病人がいよいよ死ぬ、心停止のまぎわに苦しんだり痛がったりするかどうか、注意してみてもらった結果も、すべて私の予想通り苦しがることがなかった。

それで、私はこの「いよいよ死ぬそのときは苦しくない」ことを、機会あるごとに話し、また患者さんたちに話してきて、これを聞いた方々は、「先生のお話をきいて大きな心配がひとつ減りました」あるいは「おかげさまでたいへん心が軽くなりました」と喜んでくれている。

以上、私が太平洋戦争で死に直面しつつ生きてきた詳細を述べた。このなかで、私は「死ぬときは苦しくない」ことを発見できたが、この大命題は、大きな犠牲を払った太平洋戦争がもたらした、ただひとつの恩恵であると考えている。

おわりに

この太平洋戦争を、私がどんな気持ち、考え方で戦い、そして戦いが終わって、この「いくさ」をどのように考えたか、述べてみたい。

はじめに、私の育った時代、ものごころのついた時代は昭和の初めから、戦争開始までの十六年間といってよい。私が小学校を卒業したのが昭和六年（一九三一年）だから、満州事変のはじまった年、清水トンネルが開通した年、そして新宿に「ムーラン・ルージュ」が開場した年である。

これらのことが示すように、一方では軍国主義が戦争への道を走り始めた時代であるが、同時にかなりの自由、デモクラシーのあった時代、共産主義運動も地下で盛んな時代であった。

私は高校の三年間、寮生活を送ったが、ここでは学業よりも人生について、人間の尊厳と自由について語り合うことが多く、西田幾多郎、和辻哲郎、阿部次郎、倉田百三などの著書を多く読んだ。『善の研究』『日本精神史研究』『人格主義』『愛と認識との出発』——などである。

私は社会的関心は薄いほうだったが、共産主義に関心のある者もおり、当時、その活動が非合法とされていたため、私の弟や家内の従兄は学生時代、左翼の取り締まりで警察に抑留されたことがある。

私の中学・高等学校は旧制七年制高校で、校長は西田幾多郎の弟子で山本良吉といい、厳しい人間教育、英国紳士教育に似た、自ら調べ、自ら考える自由尊厳の人間を育てようとした。のちに分かったことだが、この高校では天皇・皇后の御真影を置かなかった。ほかの学校すべてが御真影を置き、四大節（元日、紀元節、天長節、明治節）には全校生徒がこれに礼拝した時代、文部省と軍部に抵抗してこれを置かなかったことは異例である。しかしまた、このことができた自由もあった。

私はこの時代、生まれつきの荒々しいことが嫌いで、気の弱いまま、大学へ進んだ。大学の進路選択で、私ははじめ農学部で稲の品種改良をやろうと考えたが、この場合は兵役で陸軍にとられ、一兵として中国戦線に出て、突撃し、敵兵と刺し合いをしなければならないことが予測された。

私はこれはとうてい耐えられないと思い、かりに第一線へ出ても殺し合いをしないですむ医者の道を選んだ。私の医学への道の選択はこうして、医学に対する積極的情熱というよりも、殺し合いを避けたいためが大きな動機であった。この時代が私を医学の道に進ませたのである。

私は次に、戦争に出る場合、陸軍か海軍かの選択に迫られた。私は軍服の格好よさだけでなく、その広い視野と自由な考えにひかれて海軍を選んだ。

こうして私は、昭和十七年一月十五日、海軍省で海軍軍医中尉に任官、昨日までの市井人が、いきなり中尉になった。海軍の冬の軍服は紺色でなかなかスマートである。愚かな私は、まんざらでもないと思ったが、これが死出の装いであることをまだ知らない。そして、横須賀の海軍砲術学校での一月の寒風のなかで、厳しい訓練が始まった。「シャバ（娑婆）」の人間を、二ケ月で「帝国海軍軍人」に鍛え直す訓練であった。

こうして私は少しづつ海軍軍人らしくなり、次の海軍軍医学校三ケ月の教程を終えて、第一線に出た。その緒戦、初陣が「ミッドウェー海戦」であった。次いで「ガダルカナル」の激戦にと進むが、これらの戦場で私が何を考え、戦ったか述べてみたい。

私はどちらかというと、人づき合いがよく、気がつき、話が好きで、新しい人間関係にもよく順応するほうである。乗艦がかわるたび、その艦の艦長、士官、下士官、兵たちとなじむことができた。

そして海軍は、「板子一枚下は地獄」そして「死なばもろとも」の一体感があり、私は軍医という仕事がら、乗組員たちから親しまれた。気の弱い私でも、たびたび被弾、沈没を経ているうち、永井中尉は勇敢な頼もしい軍医殿とみられるようになった。

私はこのようにして、ミッドウェー海戦、ガダルカナルの闘いを経験したが、その激しい生死をかけた戦闘のなか、何を考え、何のために戦ったか、考えてみた。

正直なところ、まず「こわさ」との闘いがあったが、このことはすでに述べた。いつ自分の手足が吹き飛ばされ、死ぬか分からない日々のなか、ついに開き直って「なりゆきまかせ、出た目が自分にとって一番のしあわせ」――と考えるに至ったことは前に述べた通りである。

それで、この当時、私がこの「いくさ」を、何のため、誰のためにやっていると考えていたかというと、それは日本という国を守るためではあるが、もっと具体的には「父や母のため、幼い弟のため」であった。

「第三次ソロモン海戦」(昭和十七年十一月十二日)で、夜のガダルカナル島沖の日米両艦隊の目の前の壮絶な砲戦、魚雷戦のなか、私は駆逐艦「朝雲」の旗甲板の手すりを握りながら思った。自分の頭の上を米艦隊からの砲弾が飛びかうなか、周囲はサーチライトで浮きあがる。砲弾による大きな水柱が何本も立つなかで、私はただ息をのみながら、自分はこれが最後かもしれないが、この情景は父、母、そして弟に「ぜひ見てもらいたい」「自分はこう戦って死んでいったのだ」――と見てもらいたいと思っていた。日本が戦争全体に勝つか負けるか、などは頭になく、ただこのガダルカナル沖の夜戦がどうなるか、この情景を家族たちに見てもらいたい、と思うだけであった。

このことは、その後、潜水艦の「伊一七五号」で七時間にわたり、米駆逐艦の爆雷攻撃を受けたときも同様だった。いつ次の爆雷がくるか、海底で死刑の執行を七時間待たされた恐怖――。このとき、頭を去来したことも家族たちのことであった。自分は立派に死んではいくが、この情景をなんとか父母と弟とに見せたいと思った。

戦争とは、戦争に行った人間とは、こんなことを思うものである。また、それ以外のことは何も考えられないのであった。

戦況はアメリカと日本の国力の差が次第に出て、負けいくさをつづけ、私はむなしさを感じつつ戦わねばならなかった。

死のおそれについては、すでに述べたので触れない。

次に、戦後五十余年、私がどう考えてきたかを述べてみたい。

まずはじめに、終戦の詔勅を聞いたときを記してみる。当時、私は江田島の海軍兵学校附兼教官で、生徒たちの健康管理、診療、救急法の講義などをしていた。そして、ほど近い広島に原子爆弾が落ちて、数日後が終戦であった。

この敗戦という大事態は、誰も経験したことのない不安と空虚をもたらしたが、とにかく戦争が終わり、命を失う危険がなくなったことだけは、確かであった。

この敗戦の事実、そして私がついに「いのち」を永らえたことは、私の脳裡にまず、ともに戦って戦死した多くの仲間のことを思わせた。

初陣の「ミッドウェー海戦」で、「三隈」で戦死した同期の渡辺四良中尉、それから「ガダルカナル」の作戦で沈没した駆逐艦「夏雲」の艦長、そしてなにより、一緒に七時間の爆雷攻撃を海底で耐えた「伊一七五号」潜水艦の田畑艦長以下一〇〇名、ことに私の代わりに乗り組んだ三島有朋軍医中尉のことを強く思い返させた。

私はこのとき、これからの日本がどんな国になるのか分からないが、そのどんな場合でも、「この仲間たちのことは忘れないこと」、この仲間たちに少しでも「顔むけのできる生き方」をせねばならぬ——と考えた。

この気持ち、考え方はそれから五十余年を経た現在でも変わらない。空襲で東京の家を焼かれ、父がこの三鷹に買い求めた家に住まわせてもらい、大学へ戻って勉強のやり直しをし、十二年の勤務医時代を経て、この地に開業した。

友人たちが開業し、繁昌した話を聞いても、私は「金儲けのための医者になってはならぬ」と考えた。少しでも勉強し、世間に役立つ医者になろう。できることなら戦死した仲間に顔みせできる何か「ささやかでもいい仕事」をしたいと考えた。この気持ちが今日までつづいている。

八十五歳の現在、はたしてこの願いのどれだけを達したかと考えると、まだまだと思わざるを得ないが、本書第二部で述べたような、日本の医学界ではじめての仕事、「人間の医学」追及という仕事にかかわることができたことは幸いだと思っている。そして、この道の仕事をともにしてくれたよい仲間たちがいてくれたことを、心からありがたく思っている。

私が「病人中心の人間の医学」を目指し、「実地医家のための会」を全国に呼びかけた当時、そしてその後、これをよく理解、共感し、支援してくださった主な先達の名をあげると、次の方々がある。

阿部正和・東京慈恵会医科大学学長、堂野前維摩郷・千葉大学教授、川喜田愛郎・千葉大学教授、森亘・日本医学会会長、高久史麿・自治医科大学学長、唄孝一・東京都立大学名誉教授、黒川清・東海大学教授、山村雄一・大阪大学総長、塩川優一・順天堂大学教授、梅沢彦太郎・日本医事新報社社長、青木三千雄・中外医学社社長、藤田真一・

朝日新聞編集委員——などである。

これらの方々に心からの感謝をささげたい。わけても、厚生省の「医事紛争研究班」ではじめて法学者の唄孝一教授と会ったことは、私にとって新しい世界がひらけた最大の出会いであった。以来、私は唄教授と深い交流をもつこととなり、「実地医家のための会」で講演いただき、また私は「日本医事法学会」の理事としてお手伝いをさせていただいてきた。私が「実地医家のための会」の調査として、会員の「医療事故の共同調査」を前後二回行なったことは、唄教授のご指導によるものである。

私はこれまで、「人間的医療」の基本は「病人の人間理解」であり、その具体的方法論として医療における「ことば」が重要であると、「ことば」の研鑽に多くつとめてきたが、唄教授との出会い以来、医療には「法と倫理」というもう一つの大きい柱があることを、胸にすえるようになった。

そして唄教授の次のことばを、われわれ医師がつねづね忘れてはならないものと考えている。それは、「医師は病人一人ひとりの、かけがえのないいのちの神聖さを心にすえ、聖職として、できるかぎりの献身を世の中にひろく誓ったものとして、みずからの身をきびしく律してほしい」——というものである。

こうして私は、「医療」――すなわち人間的医療は、医師が医学のみによって行なうものでなく、多くの医療関係者、心理学者、宗教家のほか、法学関係者の協力がぜひ必要であることを見出したのであった。

私の第二次世界大戦後の道は、このようにして「人間の医学」を求めての道であった。この道は専門化、細分化してやまないこれまでの日本医学界の本流から一見はずれているごとくであるが、医療というものは本来、「病人があって、病人のために生まれたもの」という本質があり、この道こそが医学・医療の本道だと考えている。

この本質をはずれ、病人の人間を忘れ、巨大な病院で細分化、技術化した部分医療が、十分な説明もなく行なわれている現状は、自然の摂理に反するものであり、いずれの日にか、賢明な人類はこの愚を改め、軌道を修正するはずである。私たちはこの道の先達として、「実地医家のための会」の同志とともに四十余年研鑽し、啓蒙につとめてきた。六十年まえ若い命を失った海底の友に対し、いくばくかこたえることができたかと考えている。

終りにのぞみ、本書に引用させていただいた文献および写真にたいし、感謝の言葉をささげたい。また、本書の出版にあたり大きい力を貸していただいた人間と歴史社代表取締役、佐々木久夫氏に、心からの御礼を申し上げたい。

永井友二郎

主要参考文献

『安楽に死にたい』　松田道雄（岩波書店）
『死を抱きしめる』　鈴木荘一（人間と歴史社）
『死の医学への序章』　柳田邦男（新潮社）
『死の医学への日記』　柳田邦男（新潮社）
『死を考える』　中村真一郎（筑摩書房）
『ターミナルケアの原点』　岡安大仁（人間と歴史社）
『死の臨床（全10巻）』　日本死の臨床研究会（人間と歴史社）
『死とむきあうための十二章』　日本死の臨床研究会（人間と歴史社）
『死をみつめる心』　岸本英夫（講談社文庫）
『担癌者』　石井仁（新潮社）
『日本人の信仰』　梶村昇（中公新書）
『日本人の死生観』　加藤周一ほか（岩波新書）
『近代の戦争　上下』　大畑篤四郎（人物往来社）
『実録太平洋戦争』　伊藤正徳ほか（中央公論社）
『戦艦大和の最期』　吉田満（講談社）
『ニミッツの太平洋戦争史』　ニミッツほか（恒文社）

『太平洋戦争の諸作戦』　米国戦略爆撃調査団（出版協同社）
『日本海軍潜水艦史』　日本海軍潜水艦史刊行会（信行社）
『挽歌』　永井友二郎（文伸印刷）
『医学概論』　川喜田愛郎（真興交易医書出版）
『医事法学への歩み』　唄孝一（岩波書店）
『医療と人権』　唄孝一編（中央法規出版）
『医事法学会の30年と未来への展望』　日本医事法学会「年報医事法学」（日本評論社）
『医療行為と法律』　高橋正春（医学書院）
『多く夜の歌』　宮柊二（白玉書房）
『医者と患者と病院と』　砂原茂一（岩波新書）
『ムンテラの科学』　平井信義（日本医事新報社）
『ヘッドファースト』　ノーマン・カズンズ（春秋社）
『医療とことば』　永井友二郎　阿部正和編（中外医学社）
『日本の開業医』　永井友二郎・渡辺武・神保勝一・佐々木明・矢吹清人・石橋幸滋 編著（日本医事新報社）

「実地医家のための会」の現在

「実地医家のための会」は現在会員数約三〇〇名で、毎月第二日曜日に熱心な例会を開いている。月例の研究会場の多くは東京医科歯科大学五階の症例検討室で、第二日曜日の午後行なっている。

その中核として活動している方々は次のように、北海道から福岡にわたっている。

◆世話人の主な方々

矢吹清人（宇都宮）代表
渡辺　武（船橋）
神保勝一（江戸川）
天野一夫（茨城）
石橋幸滋（東久留米）
鈴木荘一（大田）
松坂　勲（大田）

松村幸司（世田谷）
日向野晃一（江東）
池崎良三（習志野）
加部恒雄（千葉）
高玉真光（前橋）
佐々木明（練馬）
佐藤安正（足立）

北川欣也（大田）
近藤忠雄（府中）
向平　淳（横浜）
松村真司（世田谷）
土谷茂樹（北海道江別）
仲屋佐太男（函館）
和座一弘（松戸）

黒羽根洋司（鶴岡）
上野欣一（鶴岡）
伊藤清次（名古屋）
伊藤光保（東海市）
村田洋二（東海市）
岡田安弘（京都）
台恵次郎（福岡）

◆事務局

〒一〇五－〇〇〇四

港区新橋二－二〇－一五　新橋駅前ビル一号館二階

株式会社　協和企画内

電話〇三－三五七五－〇二四四

◇機関誌「人間の医学」は現在季刊発行

「人間の医学」への道

二〇〇四年五月一〇日　初版第一刷発行

著者　永井友二郎《ながいともじろう》
発行者　佐々木久夫
装丁　妹尾浩也
造本　清水亮
発行所　株式会社　人間と歴史社
〒一〇一－〇〇六二　東京都千代田区神田駿河台三－七
【電話】〇三－五二八二－七一八一（代）
【FAX】〇三－五二八二－七一八〇
印刷所　株式会社　シナノ

ISBN 4-89007-149-0 C0030